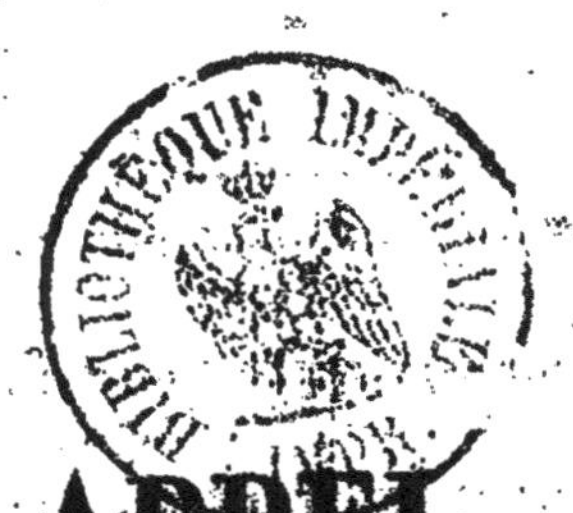

APPEL

DE LA DÉCISION

PORTÉE

CONTRE LE MAGNÉTISME ANIMAL.

+ Voir l'explication au verso

Te 14/10

On trouve chez le même Libraire les ouvrages suivans du même auteur :

MÉMOIRES pour servir à l'histoire et à l'établissement du magnétisme animal, 2ᵉ édition ; 1 vol. in-8°.

DU MAGNÉTISME ANIMAL, considéré dans ses rapports avec diverses branches de la physique générale ; 1 vol. in-8°.

RECHERCHES, Expériences et Observations physiologiques sur l'homme dans l'état de somnambulisme naturel, et dans le somnambulisme provoqué par l'acte magnétique ; 1 vol. in-8°.

Ces ouvrages se trouvent aussi au Dépôt de ma Librairie, Palais-Royal, galeries de bois, nᵒˢ 265 et 266.

AVIS AU RELIEUR.

Ce titre et l'introduction doivent être placés en tête de la collection des trois numéros.

APPEL

AUX SAVANS OBSERVATEURS

DU DIX-NEUVIÈME SIÈCLE,

DE LA DÉCISION

PORTÉE PAR LEURS PRÉDÉCESSEURS

CONTRE

LE MAGNÉTISME ANIMAL,

ET FIN DU TRAITEMENT

DU JEUNE HÉBERT.

PAR A. M. J. CHASTENET DE PUYSÉGUR,
ANCIEN OFFICIER GÉNÉRAL D'ARTILLERIE.

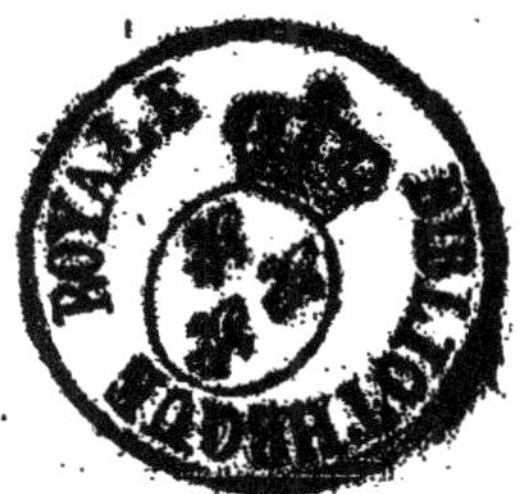

PARIS,

J. G. DENTU, IMPRIMEUR-LIBRAIRE,
Rue du Pont de Lodi, n° 3, près le Pont-Neuf.

1813.

INTRODUCTION.

Une découverte dans les sciences physiques et naturelles ne peut être généralement admise et reconnue que de deux manières : ou lorsque les hommes auxquels la multitude accorde le droit de fixer sa croyance en semblable matière en sanctionnent hautement la réalité, ou lorsque ces hommes, supérieurs en science ou en dignité, d'abord indifférens à cette découverte que leur raison ou leurs préjugés repoussent, se trouvent enfin forcés, par l'opinion de cette multitude, à l'adopter.

Si, comme les vérités mathématiques, les faits et les phénomènes naturels étaient tellement liés entr'eux, que l'on pût toujours déduire ou présumer de ceux qui sont déjà connus, ceux qui ne le sont pas encore, nul doute que ce ne fût alors des savans seuls que nous dussions tenir toutes les découvertes ; mais ils savent fort bien qu'un homme ordinaire peut tout aussi bien qu'eux découvrir un fait qui n'ait point encore été aperçu.

« Ce n'est presque jamais nous qui faisons des dé-« couvertes, » me disait un jour M. C***, célèbre professeur des sciences physiologiques et naturelles, auquel j'avais été faire hommage, en 1807, de mes expériences magnétiques ; « car elles sont le fruit de « l'observation, et nous n'avons pas le loisir de nous y « livrer ; c'est le plus ordinairement à un enfant perdu « des sciences que la nature révèle ses secrets. Lors-

« qu'ils parviennent à notre connaissance, alors nous les
« recueillons, nous les classons, et c'est ainsi que, succes-
« sivement, et toujours lentement, les sciences s'enri-
« chissent et se perfectionnent.... » Eh! regardez-moi,
lui répondis-je, monsieur le professeur, comme un de
ces enfans perdus à qui le hasard a procuré la découverte d'un fait nouveau; recueillez-le donc, et ne laissez
pas à vos successeurs à en apprécier l'importance et
l'utilité.

La sincérité de mes discours et la franchise de ma
démarche firent impression sur l'esprit de ce savant; il
consentit à venir voir chez moi quelques expériences,
et je crois bien qu'elles lui parurent réelles tout le
temps qu'il voulut bien sacrifier à les observer. Mais
les doutes que sa raison avait précédemment élevés con-
tr'elles se renouvelèrent probablement bientôt après;
car j'ai su qu'il n'avait depuis considéré tout ce dont je
l'avais rendu témoin, que comme des illusions auxquelles ses sens s'étaient laissé surprendre.

Cette alternative de croyance et d'incrédulité au magnétisme animal, dans laquelle se trouvent ballottés tous
ceux qui n'en voient que passagèrement les étonnantes
manifestations, ne doit, au reste, étonner en aucune
manière. Eh comment pourrait-on exiger que les témoins d'une sensation, ou plutôt de la manifestation
d'une sensation qui leur est étrangère, pussent y ajouter plus de foi que ceux-là même qui l'éprouvent ?
Demandez à toutes les personnes qui sont devenues
somnambules magnétiques, aucune ne pourra vous
rendre raison de l'état dans lequel elle est entrée; plus
fugitif encore que les rêves de la nuit, nul souvenir, à

leur réveil, ne s'en est retracé à leur mémoire. Comment donc s'assurer de la réalité d'un fait, dont ni ceux qui l'ont manifesté, ni ceux qui le voient se manifester ne peuvent acquérir l'intime conviction?

C'est à cette obscurité, qui a dû de tous temps envelopper les phénomènes magnétiques, qu'il faut attribuer l'ignorance dans laquelle les hommes ont été jusqu'ici de l'existence d'une de leurs plus belles facultés. De même que le hasard ou plutôt l'observation avait fait découvrir à Newton la *perpétuelle* gravité des corps que toutes ses connaissances mathématiques antécédentes ne lui avaient pu faire présumer; de même il fallait qu'il se rencontrât un observateur qui, seulement plus attentif qu'un autre aux *perpétuelles* effluves du fluide, ou principe vital des corps organisés, s'aperçût enfin de l'influence des siennes sur le principe ou fluide vital de ses semblables; il fallait que cet homme fût savant en physique, en chimie et en physiologie, pour qu'il pût diriger ses observations sur des choses du ressort de ces sciences; et de plus, il fallait encore qu'il fût médecin pour en faire aussitôt l'application au traitement et au soulagement des maux de l'humanité. Cet homme, en qui s'est trouvé réuni tant de mérite et de qualités, est M. le docteur Mesmer, vieillard aujourd'hui retiré et presque ignoré dans un petit village en Suisse, mais dont l'image et le nom se transmettront avec gloire à la postérité reconnaissante.

Par malheur pour Mesmer, il n'en était pas de sa découverte comme de toutes celles qui s'étaient faites avant lui sur la nature morte et inanimée, dont chacun peut à chaque instant s'assurer de la réalité à l'aide des mêmes instrumens ou des mêmes procédés qui les ont fait obtenir à leurs premiers observateurs. Pour que les phénomènes du magnétisme animal se manifestent, il faut en être soi-même le seul et unique instigateur. Eh comment pouvoir le devenir, si d'avance on n'ajoute aucune foi à celui qui vous dit comment il l'est devenu ? en vain cet homme reproduira-t-il ces phénomènes mille et mille fois aux regards de ses contemporains ; pour les moins éclairés, ils seront des miracles ; pour les savans, des illusions ; et sous ces deux aspects, également trompeurs, nul ne pourra sainement ni sciemment les juger.

Tel, en effet, il en a été de la découverte de Mesmer : paraissant au milieu d'une génération encore imbue des souvenirs des prétendus miracles opérés sur le tombeau du diacre Pâris, que des assemblées civiles et religieuses avaient condamnés sans avoir su les expliquer ni pu les concevoir ; en butte à des savans révoltés avec raison contre les exagérations mystiques et métaphysiques dont ces prestiges avaient été la cause, et sous un gouvernement chancelant dont l'idéologie républicaine et le philosophisme le plus absurde avaient depuis long-temps sapé les fondemens, tout concourait à ne faire envisager Mesmer, à son arrivée en France, que comme un thaumaturge entreprenant et audacieux qui, pour entraver la marche d'une révolution salutaire, y venait renouveler d'antiques erreurs et y rajeunir de vieux préjugés. Quoique plusieurs médecins français très-famés eussent hautement reconnu l'existence et l'utilité de la découverte de leur savant confrère, elle n'en fut donc pas moins proscrite par la décision défavorable qu'en portèrent, à l'exception d'un seul, tous les savans commissaires appelés à la juger, et la vérité de fait la plus admirable qui se fût peut-être jamais manifestée aux sciences physiques et physiologiques, ne fut plus, de ce moment, qu'un sujet de dérision aux yeux de ses profanateurs.

Au reste, quels qu'aient été les motifs qui déterminèrent alors l'opinion à se prononcer si fortement contre le magnétisme animal, toujours est-il qu'ils ne peuvent plus servir d'excuse au silence que les savans actuels garderaient aujourd'hui à son égard. L'évidence et la régularité de ses manifestations, les résultats constamment salutaires de son application au traitement des maladies, constatés par trente ans d'expérience et d'observation, et la reconnaissance nouvellement faite du galvanisme, dont les phénomènes, en prouvant l'émission perpétuelle d'un fluide organique existant dans tous les corps inanimés de la nature, sont l'image d'une semblable émission de fluide dans tous les êtres animés; tout sert enfin à prouver à ces savans que le magnétisme de l'homme est une incontestable vérité.

Que pourrait donc être l'excuse de leur indifférence à la venir constater? Attendraient-ils, pour cela, qu'on leur en démontrât les effets, ou exigeraient-ils, avant de consentir à observer ces effets, qu'on leur en fît concevoir la cause? Mais est-ce donc dans les sciences d'observation que l'on peut exiger, avant d'admettre un fait, que d'avance on en démontre la possibilité? Eh quoi! ce sont des physiciens, des chimistes, des naturalistes et des médecins, eux dont l'esprit ne s'eli-

mente que de surprise et d'admiration au milieu des
phénomènes qu'ils observent ou reproduisent journellement, sans connaître un seul de leurs ressorts ; ce sont
de tels hommes, dis-je, qui auraient l'inconsidération
de prononcer qu'un fait n'est pas vrai, parce qu'il ne
leur est ni expliqué ni démontré ?

O funeste influence d'une philosophie erronnée, qui,
sous le manteau respecté des mathématiques, ne s'est
introduite dans les sciences d'observation que pour les
ravaler à son niveau ! Que cette philosophie désorganisatrice des liens de toutes les sociétés ne voye de réalité que dans ce qui peut se peser, se calculer ou se
mesurer, c'est la conséquence toute simple de l'état d'ab-
jection dans lequel elle s'est précipitée ; mais que les
sciences d'observation soumettent comme elle les manifestations de la nature au compas des géomètres et au
froid calcul des arithméticiens, c'est ce que je ne puis
concevoir, ni froidement endurer ! O *Archimède!* lorsque vous nommâtes Dieu le grand architecte de l'univers, vous seriez-vous douté qu'un jour vos successeurs
et vos disciples, à l'aide des mathématiques, de cette
science à laquelle on ne donne l'épithète d'*exacte* que
parce que c'est la seule qui soit bornée ; que des physiciens, dis-je, pussent un jour être assez inconsidérés pour
prétendre pouvoir borner les œuvres de ce grand architecte à la mesure de leurs angles et de leurs équations ?

Mais quel est cette espèce d'engouement de la génération actuelle pour les mathématiques ? et comment
l'accessoire, fort essentiel sans doute des sciences d'observation, mais enfin qui n'en est que l'accessoire, peut-
il avoir usurpé sur elle une suprématie qui ne lui ap-

partient pas? Ah! sans doute, ils étaient de grands hommes, ces Archimède, ces Galilée, ces Euler, ces Descartes et ces Newton! Mais, est-ce donc comme géomètres et comme calculateurs qu'ils ont acquis cette célébrité qui nous fait aujourd'hui si justement révérer leur mémoire? Eh! qu'importe au bonheur des hommes que ce soit en raison directe ou inverse du cube ou du carré de leur masse ou de leur vitesse, que les corps se meuvent dans l'espace ou se choquent entr'eux, que ce soit par une courbe plutôt que par une autre, qu'une planète tourne dans l'espace ou vienne nous visiter, et que les corps suspendus en l'air ne puissent tomber sur la terre que d'après tel ou tel chiffre, ou selon telle ou telle progression d'accélération? Un sauvage a-t-il donc besoin, pour naviguer, de savoir que sa pirogue ne peut déplacer que le même volume d'eau dans laquelle elle est plongée? et le manœuvre, pour se servir avantageusement de son levier, de savoir que la force de son bras et le bloc qu'il veut soulever sont en raison indirecte de leurs distances respectives au point d'appui? Lorsqu'un homme, se croyant savant mathématicien, parce qu'il sait toutes ces lois, les débite avec emphase, il me semble entendre ce maître de philosophie apprenant à M. Jourdain, dans la comédie du *Bourgeois Gentilhomme*, comment et de quelle manière il faut que sa bouche se contracte pour prononcer A ou O, et tous les Jourdains du monde se récrier : *Je fais donc tous les jours de la mathématique sans le savoir ?* Non, je le répète, ce n'est ni à leurs doctes hypothèses, ni à leurs brillantes démonstrations, que les hommes célèbres dont je viens de parler ont dû leur renommée. Ce qui

constitue les véritables titres de leur gloire, c'est d'avoir
découvert que l'air et l'eau n'étaient pas des élémens,
que le soleil n'avait jamais pu s'arrêter, parce que c'est
la terre qui tourne et non pas lui; c'est de nous avoir
appris qu'il y a des antipodes où les hommes ne mar-
chent pas la tête en bas, parce que tous les corps ter-
restres sont soumis aux lois de la gravité; que les comètes ne sont point des signes, dans le ciel, de la
colère des dieux, mais des planètes comme les autres,
dont ce que nous appelons la queue, est la trace apparente de leur sillage rapide dans l'espace, pendant le
temps qu'elles demeurent dans notre système, etc. C'est
à ces grands hommes que nous sommes redevables de savoir que nos idées n'étant que le résultat du témoignage
de nos sens, lesquels peuvent nous tromper de mille et
mille manières, ce n'est que par l'observation que nous
pouvons rectifier les erreurs des unes et les illusions des
autres. Oh! qu'ils étaient de véritables philosophes,
ces mathématiciens dont le jugement, toujours réglé,
d'après les axiomes fondamentaux de la science exacte,
qu'ils professaient, ne pouvait jamais s'égarer dans
le labyrinthe de l'idéologie!... *Il n'y a pas d'effets*
sans causes.... le tout est plus grand que sa partie....
une chose ne peut pas être et n'être pas en même
temps, etc...... Donc, le monde, en concluaient-ils, et
l'univers ont une cause......; donc cette cause de tout
est antérieure à tout, supérieure à tout, embrasse tout,
et ensorte nécessairement toutes ses parties; et forts de
ces conséquences, devenues en eux des croyances imperturbables, il n'était plus possible qu'il leur vînt dans
la pensée que les œuvres de cette cause première, em-

brassant et comprenant tout, pussent jamais être conçues ni mesurées par leur intelligence resserrée et comprise dans tout. Dè là, les volcans, les tremblemens de terre, les hommes blancs, rouges ou noirs, leur méchanceté, leurs passions, leurs maladies, le carnage des animaux, et tout ce qui dans la nature enfin faisait impression sur leurs sens, n'étaient jamais pour eux ni des motifs, ni des prétextes d'accuser d'injustice la Providence en la reconnaissant, ou de la nier, parce qu'ils n'en pouvaient pénétrer les desseins. Cet axiome des sciences mathématiques : *Une chose ne peut pas être et n'être pas en même temps*, les préservait de toute les divagations de la spécieuse logique, et de tous les écarts de leur organique et matérielle raison.

O Newton ! si lorsqu'après avoir observé le magnétisme universel de la nature, que vous désignâtes sous le nom d'*attraction*, un enfant perdu des sciences, comme moi, fût venu vous dire : J'ai trouvé, ô grand homme ! une des plus évidentes et régulières manifestations d'un de ces ressorts cachés de cette attraction dont vous aviez prévu que la découverte pourrait se faire un jour ; avec quelle joie vous en eussiez reçu la nouvelle ! quel empressement vous auriez mis à venir en constater la réalité !

Savans de la France entière, que j'honore et dont je prise les utiles travaux, écoutez donc le dernier appel que je fais à votre discernement : Si vous me croyez ou trompeur ou trompé, dans l'un comme dans l'autre cas je ne mérite, après trente ans d'erreur volontaire ou d'illusion, aucune indulgence de votre part. L'Europe est éclairée ou abusée par mes écrits ; vous ne devez pas de se débarrasser de ses hardes mouillées ; toute grelottante encore de froid ; je la ramène bien vîte au château, fais allumer un grand feu à la cuisine, et l'y fait s'y rechauffer ; là, bien vîte, je la magnétise, et sitôt qu'elle est endormie, je lui demande tous les détails de l'accident qui lui est arrivé. — Je me suis assise sur mon fauteuil, me dit-elle, en rentrant, à huit heures du soir, au petit château ; aussitôt le sommeil m'a surprise, et, comme une folle, alors je suis partie sans savoir où j'allais ; ce n'a été que la fraîcheur de l'eau qui m'a réveillée ; jugez de la frayeur que j'ai eue en me voyant, dans l'état où j'étais, au milieu des prés, et obligée de revenir toute seule avec mes hardes toutes trempées.—Et n'avez-vous pas besoin de prendre quelque chose pour calmer votre saisissement ; voulez-vous un bouillon ? — Non, non, pas de bouillon, un grand verre de bon vin bien chaud, avec beaucoup de sucre. — Après l'avoir bu avec avidité ; elle s'est en effet trouvé fort calmée ; puis, après être restée encore un quart-d'heure à-peu-près en sommeil magnétique, et m'avoir bien assuré qu'il ne lui arriverait plus rien de la nuit, je l'ai laissé aller se coucher.

Mercredi, 16 *septembre*.

La Maréchal, à cause de plusieurs coups qu'elle s'était donnés à la tête, et pour s'éviter un dépôt qu'elle avait vu prêt à s'y former, s'était ordonné depuis quelques jours une saignée pour aujourd'hui; en conséquence de quoi, et sans que j'aie eu la précaution de lui demander hier soir, après son accident nocturne, si cette saignée pourrait toujours avoir lieu, elle est allé ce matin à Soissons se la faire faire; ce n'est que le soir, dans l'état magnétique, qu'elle m'a dit avoir eu tort, et qu'il aurait fallu la différer; que son sang, encore saisi par l'évènement de la veille, n'avait pu s'écouler assez abondamment, et que le chirurgien, surpris d'un tel effet, en avait même présumé la cause; pour remédier à ce nouvel et fâcheux incident, elle s'est ordonné de mettre plusieurs jours de suite les pieds dans l'eau, pendant trois quarts-d'heure, et de boire deux tasses, matin et soir, d'une infusion de tilleul avec dix gouttes de vulnéraire (herbes), ce que je vais lui faire observer régulièrement.

CONTINUATION

DU JOURNAL

DU TRAITEMENT MAGNÉTIQUE

DU JEUNE HÉBERT.

MOIS DE SEPTEMBRE.

Par Chastenet de Puysegur.

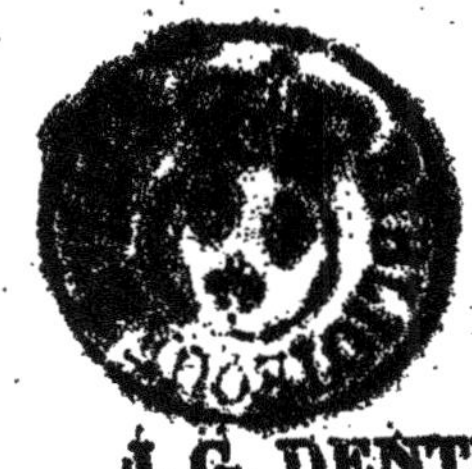

PARIS,

J. G. DENTU, IMPRIMEUR-LIBRAIRE,

Rue du Pont de Lodi, n° 3, près le Pont-Neuf.

Et au Palais Royal, galeries de bois, n°s 265 et 266.

1812.

AVANT-PROPOS.

LA connaissance des faits ou des phénomènes naturels, la faculté de les
imiter ou de les reproduire, et le ta-
lent de les expliquer, sont les trois attributs de la science des hommes ; celui
d'entre eux qui les réunirait, posséde-
rait, non pas la science universelle,
mais toute la science acquise au temps
où il vivrait.

La physique proprement dite, qui
est la réunion de ces trois attributs,
est donc la plus grande de toutes les
sciences, la science par excellence, et
les physiciens qui la cultivent sont les
hommes les plus savans de leur siècle,
ou du moins les seuls qui puissent
l'être.

Mais de ce que la connaissance des

faits et des phénomènes naturels est
non seulement la première acquisition,
mais la base de la physique générale,
il s'ensuit nécessairement que les progrès de cette science sont toujours en
raison de la plus ou moins grande ré-
colte qu'elle a faite de ces phénomènes
ou de ces faits au moment où elle fleu-
rit, et que, bien différens en cela des
littérateurs modernes les plus distin-
gués, dont le mérite se fonde sur la
comparaison ; ou les rapprochemens
que l'on peut faire des fruits brillans
de leur imagination avec les chefs-
d'œuvre de l'antiquité, les physiciens,
au contraire, quelqu'en retard qu'ils
soient à l'égard de ceux qui leur suc-
céderont, sont toujours supérieurs en
science aux plus célèbres physiciens
d'autrefois ; ainsi donc, on peut dire
que les grands noms d'*Euclide* et d'*Ar-*
chimède, tel poids qu'ils aient encore

aujourd'hui dans les balances de la renommée, ne désigneront jamais au regard de la postérité érudite et lettrée, que les prédécesseurs des *Descartes*, des *Euler*, des *Newton*, etc., qui, dans le siècle dernier, n'ont eux-même été que les précurseurs des la Gr..., des Ha..., des La Pl... et des Lac... dans le nôtre.

Et comment, en effet, si le jugement des hommes et les combinaisons de leur esprit, sont toujours des résultats du plus ou moins grand nombre d'idées qu'ils ont pu acquérir; comment, dis-je, pourrait-on comparer les physiciens d'Athènes et de Syracuse, avec ceux de nos jours? que pouvaient être, je le demande, du temps du bel *Anacharsis*, et du petit roi *Hiéron*, les doctes explications des phénomènes de la nature, données par des physiciens, à l'intelligence comme au regard desquels alors, la terre, sans poles et sans mouvement, n'était qu'un vaste planétaire enclavé à son horizon par un firmament parsemé lui-même de phares et de flambeaux, uniquement là placés pour recréer les yeux des hommes pendant le jour, et les guider pendant la nuit ; pour lesquels les comètes étaient l'annonce de la colère des dieux, et le tonnerre la manifestation de leur vengeance : aussi voyons-nous des erreurs sans nombre et des illusions de toutes espèces, être le partage, non seulement du vulgaire, mais des hommes du plus grand génie de ces temps reculés ; les écarts de leur imagination être la base des doctrines, et les puissances occultes, enfin, être érigées par eux en souverains aveugles des destinées de l'homme, et des révolutions de l'univers.

Mais de quel droit au reste nous

permettrions-nous d'insulter à l'ignorance des physiciens d'autrefois, lorsqu'esclaves enchaînés comme eux dans
les limites et sous la faulx du temps,
notre esprit ne peut pas plus que le
leur, ni s'en dégager, ni s'en affran-
chir? L'usage si récent de la boussole
n'est-il pas encore pour nous une merveille dont les ressorts nous sont inconnus, et ces antiques élémens si
long-temps vénérés sous le voile dont
l'ignorance des faits les avait enve-
loppés; n'est-ce pas depuis hier seulement (à l'exception du feu cependant) que nous les avons dépouillés
de leur fastueuse qualification? Y a-t-il
au plus cent ans que, sans les concevoir encore, nous connaissons les lois
de la gravité?

A combien de découvertes récentes
enfin n'apercevons-nous pas cet éter-
nel intermédiaire, dans lequel, ainsi

qu'un vaisseau sans agrès voguant sur une mer immense, la physique, en cheminant sans cesse, est toujours arrêtée !

Parlerai-je de cette algèbre inventée par Newton, et décorée par lui du beau nom d'*attraction*, qui, sans avoir plus d'existence et de valeur réelle que celle dont Descartes a fait le précieux don aux géomètres, ne sert aux physiciens souvent qu'à les aider à se rendre beaucoup trop facilement raison des suppositions de leur esprit, ou des illusions de leur sens ?

Que de discussions, que de disputes scholastiques se sont élevées, et s'élèvent encore tous les jours à l'occasion de la lumière, et de ce feu, véritable caméléon de la chimie, qui, désigné de mille et mille manières, agissant toujours, et se trouvant partout, sans qu'on ait jamais pu le saisir, ni le voir, ni l'envelopper, n'a pas

encore acquis le nom caractéristique
de ses propriétés !

Quelle différence y a-t-il, je le demande, au regard de la raison humaine,
entre les puissances occultes du célèbre Aristote, et l'occulte attraction
du grand Newton ? N'aurions-nous pas
même sur ce point plutôt rétrogradé
qu'avancé ? car enfin, n'est-il pas plus
simple (et l'on pourrait par conséquent presque toujours dire plus sensé)
de penser et de croire que des divinités, des intelligences, d'immatérielles
corporéités enfin, supérieures à la matière, la gouvernent et la régissent,
que de supposer que cette matière se
régisse et se gouverne elle-même ? ce
n'est point, au reste, et je l'ai déjà dit,
ce n'est point à *Newton* qu'il faut imputer l'espèce de stagnation dans laquelle la physique générale est restée
depuis l'adoption de son ingénieux

système, puisque lui-même n'a jamais dit que l'attraction pût être, plus que l'élasticité, la densité, la porosité et toutes autres propriétés de la matière, l'ame de l'univers et la directrice des mondes; c'est à ses commentateurs seuls, qui, ayant isolé son système de sa philosophie, ont par là rompu le fil qui rattachait les phénomènes et les faits naturels, à l'unique principe dont ils émanent, et qui les embrasse tous. Du moment que le dieu de Newton, *être incorporel, vivant, intelligent, présent par-tout, qui, dans l'espace infini, voit, discerne et comprend tout de la manière la plus intime et la plus parfaite*, eût été métamorphosé par eux en occulte attraction, *cause de l'adhésion et de la contiguïté de la matière*, etc. ; de ce moment, dis-je, la plus admirable des propriétés de cette matière, celle qui,

par ses continuelles manifestations ;
annonce le plus évidemment aux hommes l'existence d'une toute-puissance
infinie ; l'*attraction* enfin n'est plus
devenue qu'un texte respectable à l'appui duquel chaque sophiste s'est auda-
cieusement permis d'établir en doctrine tous les préjugés de son ignorance et tous les rêves de son cerveau.

Ce n'est qu'en se ralliant à la philosophie de Newton, que les physiciens
admirateurs de son système peuvent
rentrer dans la voie des vérités dont
leur science se compose. Eh comment,
sans s'appuyer sur cette base, pour-
raient-ils aujourd'hui admettre et reconnaître les phénomènes résultant
des émanations électriques des sub-
stances métalliques souterraines, et
ceux résultant de l'influence magnétique animale ?

Il est vrai de dire que, lorsque les

manifestations d'un phénomène, quelle qu'en soit la nature, vient à se présenter inopinément au regard des hommes avant qu'ils en aient aperçu, ou seulement pu préjuger la cause, il est de leur prudence de ne point précipiter le jugement qu'ils en doivent porter ; mais était-ce l'occasion d'user de cette prudence à l'égard des deux faits en questions? L'électricité n'était-elle pas connue depuis long-temps ? Y avait-il un seul homme dans le monde, pour peu qu'il fût lettré, qui n'en eût vu les étonnans effets? Et tous les physiciens, d'accord sur ce point, n'en avaient-ils pas sanctionné l'existence ? Ne savait-on pas fort bien encore que cette électricité, lorsqu'elle pèse sur l'atmosphère, ou qu'elle s'accumule dans les nuages pour s'y résoudre en foudre, affecte plus ou moins les fibres ou les nerfs de tout ce qui respire et vit dans l'univers ? Quelle merveille pouvait-ce donc être pour les physiciens que la présence, reconnue et annoncée par M. le docteur Thouvenel, de cette électricité dans les entrailles de la terre, et que l'existence observée par lui, d'hommes susceptibles d'en ressentir les émanations ?

Quant à la réalité d'un magnétisme dans l'homme, la reconnaissance universelle de l'aimant et de ses propriétés attractives et répulsives n'était-elle donc pas de même un grand acheminement à la croyance, qu'il fût possible que d'autres corps que le fer, dès-lors qu'ils sont tous soumis aux mêmes influences, en pussent offrir un jour également les phénomènes ?

Je conviens qu'une baguette de coudrier tournant entre les mains d'un sourcier, et que la pressensation d'une fièvre ou d'un mal de tête par un malade somnambulisé, donnés pour preuves à des physiciens, de la réalité d'une découverte en physique, sont des faits très-extraordinaires, et pour eux d'autant plus difficiles à croire, qu'ils ne s'accordent nullement avec les documens de *l'anatomie comparée*. Mais qu'importe cela? du moment qu'en leur annonçant ces faits, on leur dit en même temps quel est l'agent déjà connu par eux qui les produit, il me semble, qu'ainsi dégagés de tout ce qui les auraient pu faire paraître magiques ou miraculeux autrefois, ils ne devraient plus être pour les physiciens d'aujourd'hui que des faits de plus dans l'ordre des choses naturelles, dignes à ce titre de devenir pour eux de nouveaux objets d'étude et de méditation.

Mais ces faits, que les sciences exactes dédaignent parce qu'ils ne peuvent se

démontrer, et que la physique aujour-
d'hui repousse parce qu'ils ne peuvent
se concevoir, sont-ils donc effectivement ou plutôt devraient-ils donc paraître si nouveaux aux physiciens de
nos jours? De quelle utilité pour les
hommes arrivant nouvellement dans
le monde sont donc les études, les recherches et les écrits de ceux qui les
ont précédés? lorsque libre un moment
des soins que je me crois humaine-
ment obligé de rendre aux malades
qui se sont mis à la merci de ma volonté, je me mets à feuilleter les ouvrages des savans célèbres qui se sont
le plus particulièrement occupés de l'é-
conomie animale; je suis toujours dans
la surprise et l'admiration non-seulement des aperçus qu'ils ont eus, mais
des explications même fort satisfaisantes à mon gré qu'ils ont souvent
faites de tous les phénomènes que

j'observe et produis depuis trente ans sur les malades, à l'aide de ce que j'appelle le *magnétisme de l'homme.* Ouvrez la volumineuse compilation dite *Bibliothèque choisie*, les journaux de physique, et tous les recueils d'articles publiés sur les sciences naturelles avant et pendant la première moitié du siècle qui vient de s'écouler, et vous serez frappé de la lueur de lumière qui déjà commençait à éclairer les méditateurs d'alors sur l'existence de leur sens intérieur, et sur la possibilité d'en régulariser les manifestations.

Mais sans prendre autant de peine, ouvrez seulement cette fastueuse et si prolixe Encyclopédie, fort commodément abrégeante au reste pour les recherches de ce genre, aux seuls mots qui ont pu fournir matières à des développemens physiologiques et médicaux, et vous aurez peine à concevoir

(xv)

comment *souvent* les auteurs mêmes de ces articles, et *toujours* ceux qu'ils ont cités, ont pu présumer, sans en avoir acquis les preuves que nous en avons aujourd'hui, ont pu présumer, dis-je, aussi sciemment qu'ils l'on fait, la présence d'un agent matériel dans l'homme, conducteur et propagateur de l'intention, de la direction et de l'énergie de sa pensée.

Au mot *Noctambule*, il y est question d'un théologien qui tous les jours s'endormait après son dîner, devenait somnambule, marchait, causait, et agissait sans se ressouvenir de tout cela lorsqu'il était réveillé.

Au mot *Manie*, il y est dit : « Peut-« être pour lire dans l'avenir, ne faut-il « qu'une tention extraordinaire, et un « mouvement impétueux dans les fi-« bres du cerveau (1). »

____

(1) Ces articles sont du docteur Menuret.

Au mot *Observation*, vous y verrez l'auteur de l'article, comme observateur, et médecin sans doute lui-même, y donner le conseil à ses confrères de revenir à l'observation dans la pratique de leur art. « C'était, disait-il, la « médecine d'Hippocrate. Heureux les « hommes, si les médecins à venir en « reviennent à suivre cette route, et « si, toujours guidés par le fil de l'*ob-* « *servation*, ils évitent des égaremens « si honteux pour eux-mêmes, et si « funestes aux autres ! »

Au mot *médecine*, on lit que Bordece, cet habile observateur du pouls, et dont la mémoire est si justement en honneur parmi les médecins d'aujourd'hui, croyait bien aussi sans doute à l'efficacité de l'observation ; mais qu'en pensant, et professant qu'il fallait, pour en tirer un grand parti, avoir d'abord adopté une théorie qui servît comme

de point de ralliement à toutes les observations qui viennent s'offrir, il en
paralysait tous les résultats? « Quel est
« l'homme, y est-il dit, assez impar-
« tial, disons plus, assez grand, pour
« savoir sacrifier quand il le faut les
« idées les plus spécieuses à la simple
« vérité ? »

Au mot *Economie animale*, vous
y verrez qu'après la découverte de la
circulation du sang, par le médecin
HARVAY, on imagina pouvoir expliquer les mystères de l'Economie animale par les lois et les calculs de la
mécanique; mais que bientôt, aban-
donnant ce système défectueux sous
tous les aspects, les médecins modernes recoururent à une faculté hiper-
mécanique intelligente, qui dirige,
économise les mouvemens, etc., en
un mot, à une ouvrière de toutes les

fonctions, « conservant la santé, gué-
« rissant les maladies, ou les procu-
« rant quand leur utilité paraissait
« l'emporter sur leur danger, » que ce
sentiment est celui qu'avait soutenu
Hipocrate, et que Sthal est le premier qui ait fait revivre cette grande
idée du père de la médecine.

Et parce qu'apparemment on ne put
déterminer sur quelle partie ou quel
point de notre organisation cette ouvrière commençait à s'exercer, on laissa
là cette lumière, qui dès-lors eût pu
conduire les hommes à la découverte
physiologique d'une essence incorpo-
relle et intelligente en eux, dont le
sens intérieur somnambulique est l'é-
clatante, quoiqu'encore bien faible
manifestation.

Les articles sur les mots *Cabale, Essence, Pressentiment, Vision, Philo-*

sophie (*orientale*), sur tous les mots enfin qui, d'après leur acception, donnent l'idée d'un résultat quelconque, soient des opérations de l'esprit de l'homme, soient des écarts de son imagination, sont de même pleins de développemens applicables aux phénomènes aujourd'hui connus du magnétisme de la volonté. Il n'est pas jusqu'à l'article *Originel* (péché), où l'on ne puisse remarquer cette tendance universelle de toutes les pensées des hommes de génie de tous les temps, à se rapprocher sans cesse de la vérité dont elles émanent, et qui, sans l'orgueil qui trop souvent les souille, n'en exhaleraient jamais que de pures et cristalliques manifestations.

Mais ce sont les médecins sur-tout, et j'aime à le redire à leur gloire, qui, parmi tous les savans de leur siècle, ont le plus préparé et fourni de matériaux à l'édifice à refaire en entier aujourd'hui des sciences physiologiques et phychologiques.

Il existe, entr'autres, un *Traité des principes physiques de la raison et des passions des hommes*, imprimé, en 1709, par M. Maubec, docteur en médecine de la faculté de Montpellier, dans lequel l'auteur démontre que les inclinations de la volonté, et les jugemens de l'entendement, sont les suites naturelles de la disposition des organes; de même que le docteur Gall, et, plus de cent ans avant que ce médecin allemand soit venu nous apporter le tribut de ses observations cranologiques, le médecin français *Maubec*, avait regardé le cerveau comme étant le réservoir commun des esprits animaux, d'où, par ses nerfs, ils se répandaient et circulaient dans toutes les parties du corps, et y entretenaient la vie, d'où il concluait, 1° que le mouvement de ces esprits animaux pouvait être interrompu par le moindre obstacle (c'est la cause des maladies); 2° que c'était selon que ces esprits, renvoyés au cerveau, en ébranlaient plus ou moins les parties, que dérivaient en nous nos diverses perceptions et sensations.

Comment d'aussi grandes vérités physiologiques, dévoilées, il y a plus de cent ans, par un médecin français, n'ont-elles donc point disposé les physiologistes et les médecins actuels à en chercher les preuves et la justification dans les phénomènes et les manifestations du somnambulisme magnétique? Dès-lors qu'ils s'accordent tous à penser que le cerveau est *le réservoir commun des esprits animaux, d'où, par le canal des nerfs, ils se répandent dans toutes les par-*

ties du corps, pour y entretenir le mouvement et la vie, ne s'ensuit-il pas nécessairement que parmi tous les moyens puissans dont la nature se sert pour maintenir notre existence, le plus efficace doit être celui qui, agissant immédiatement sur le cerveau, n'y reporte ou n'y entretient que la quantité d'esprits nécessaire à l'exercice de ses fonctions ; mais le sommeil paisible des nuits n'est-il donc pas ce puissant moyen ? tout homme, après s'être endormi le soir, fatigué des occupations ou des travaux de sa journée, n'en recueille-t-il pas, en s'éveillant, les généreux effets ; et les médecins de tous temps ne l'ont-ils pas eux-même tellement considéré sous cet aspect, que son rappel, après une longue et dangereuse maladie, a toujours été pour eux le pronostic le plus certain du succès de leur soin ? lorsque de leur main sur le bulletin d'un malade qui nous est cher, on lit ces mots : *La nuit a été très-bonne, le malade a dormi deux heures ;* on se rassure, on espère, et c'est d'après le nombre peu - à - peu augmenté des heures de son sommeil, que l'on présume l'époque plus ou moins prochaine du retour de la santé.

Si la vie de l'homme dérive de la libre et harmonique circulation de ses esprits animaux, et si, par quelques causes que ce soit, lorsque cette circulation s'arrête ou s'embarrasse, c'est le sommeil seul qui peut la rétablir et la restaurer, n'en devons-nous pas conclure que ce qui peut procurer artificiellement le sommeil le plus ressemblant au sommeil naturel, doit être le moyen le plus efficace à employer à la guérison et au soulagement de toutes les maladies, de

quelques genres et de quelques espèces qu'elles soient?

Les narcotiques, dans le nombre
desquels l'*opium* est le plus violent,
en même temps que le plus prompt à
produire l'effet qu'on en attend, n'est
certainement point ce moyen, puisque
le sommeil qu'il occasionne, au lieu
de donner de l'action au cerveau, en
suspend toutes les fonctions, le para-
lyse, et ne produit qu'une asphyxie,
véritable image de la mort, dont le
malade n'est délivré que par le rappel
de ses maux, qu'elle n'a fait qu'engour-
dir et comprimer quelques instans;
sommeil perfide et tellement infruc-
tueux pour celui qui l'éprouve, que
ce n'est jamais d'après le sentiment de
son bien-être, mais à sa pendule seule,
qu'il s'aperçoit du temps, hélas! pour
lui toujours trop court, dont il en a
joui.

Le sommeil magnétique n'a ni ce caractère, ni ces symptômes repous-sans. Semblable, par ses effets, au sommeil naturel, il réactive les esprits animaux dans le cerveau, et rend à ce dernier, dont il rétablit les ressorts, toute l'énergie nécessaire *à l'exercice de ses fonctions.* Loin que sa bénigne influence engourdisse les maux d'un malade et les lui fasse oublier, elle les lui rend au contraire plus sensibles, et souvent même momentanément plus cuisans, effet et conséquence tout sim-ples de l'effort des esprits, qui s'élabo-rant du cerveau, cherchent à se ré-pandre uniformément dans tous les canaux obstrués de sa vie ; de ce mo-ment la marche de la maladie se ralen-tit, la cause qui l'avait produite est arrêtée dans les progrès, et le même sommeil venant renouveler journelle-ment ses victorieux efforts contre elle, bientôt il s'en rend maître. Ce n'est plus alors que de la persévérance, du loisir et de l'intérêt du magnétiseur, que dépend la guérison complète du malade.

Les premiers mois que j'ai déjà publiés du traitement du jeune Alexandre Hébert, ont déjà offert au lecteur un commencement de preuve du salutaire effet du sommeil magnétique. La suite, je l'espère, lui en présentera le complément.

CONTINUATION

DU JOURNAL DU TRAITEMENT

DU JEUNE HÉBERT,

PENDANT LE MOIS DE SEPTEMBRE.

A Laon, le 1er septembre.

ALEXANDRE m'a dit ce matin, dans l'état magnétique, que la cause du mal-être dans lequel il a été toute la journée d'hier, provenait de ce que sa bonne, à son retour de Paris, l'avait bien chagriné, en lui disant qu'il n'était qu'un paresseux, qui, par malice, faisait le malade, afin de pouvoir courir et ne point travailler ; qu'elle lui avait de plus reproché quantité de choses dont il ne pouvait pas se ressouvenir. Le fait est que cette femme, à laquelle il est impossible de persuader que cet enfant, qu'elle voit bien manger et dormir, soit malade, et encore moins qu'il puisse assez perdre la raison pour lui manquer d'égard et lui dire des malhonnêtetés, l'a tellement pris en déplaisance, qu'elle ne peut plus le revoir sans l'accabler de reproches et de railleries.

Deux petits garçons de son âge lui ont aussi fait de la peine en lui racontant ses précédentes scènes de fureur et de somnambulisme au presbytère. Je vais écrire à ma femme, pour qu'elle recommande bien à tout le monde du village et du château, de ne plus, à mon retour, lui reparler de rien de tout cela.

Alexandre est venu ce matin au tribunal, où j'ai été nommé un des douze jurés ; il y est resté toute la séance fort tranquille, fort attentif, et s'est fort bien porté toute la journée.

Le 2.

Il s'est agité long-temps ce matin dans son lit ; il montrait le poing, menaçait et frappait sur son oreiller. Je l'ai éveillé, craignant qu'il n'eût du mal, de la manière qu'il m'a précédemment indiquée, c'est-à-dire, en le touchant légèrement du bout du doigt.

Il m'a dit bonjour, n'est resté qu'un moment les yeux ouverts, et n'a pas été plutôt rendormi, qu'il s'est agité de nouveau ; je l'ai laissé tranquille, et à huit heures il s'est éveillé tout-à-fait de lui-même.

Lorsqu'il a été habillé, je me suis aperçu qu'il avait le regard mal assuré, et qu'il faisait des niaiseries qu'il n'est pas dans l'habitude de faire. Bien vîte je l'ai mis dans l'état magnétique. — Alexandre? — Monsieur? — Vous me paraissez avoir quelque chose, n'être pas dans votre assiette ordinaire? — J'aurai aujourd'hui trois accès de folie; un tout-à-l'heure, l'autre à onze heures, et le troisième à deux heures après midi. — Que l'on juge de mon embarras! il fallait me trouver à neuf heures au tribunal, et si j'y tombais au sort pour être, comme la veille, un des douze jurés, comment pouvoir alors me trouver à onze heures auprès de mon petit malade? Lorsqu'il a été réveillé (comme à son ordinaire, inopinément et sans ma participation), je lui ai dit de rester près de moi dans ma chambre. A neuf heures environ, il a commencé à faire des grimaces, sa bouche s'est contractée, et son sourire en me regardant est devenu sardonique; les toits des maisons en face de ma fenêtre sont en tuiles; il les a regardés attentivement, et m'a dit : Ces maisons-là sont couvertes en ardoises,

Monsieur ? Dites donc, n'est-il pas vrai que c'est en ardoises qu'elles sont couvertes. Puis, un instant après : Est-ce que les fenêtres sont bouchées ? On ne voit pas clair à travers les vitres. Je ne répondais rien, et me contentais de l'observer ; le voilà qui se lève, court à son lit, prend de dessus son petit paquet de hardes, et venant à moi, il me dit d'un ton menaçant, en me montrant le poing : Je m'en vais d'ici ; oui, je m'en vais, je ne veux plus rester avec vous, vous n'êtes qu'un voleur, un coquin, qui voulez prendre mes habits et toutes mes affaires ; je pars pour Soissons, c'est décidé ; puis il court, s'élance à la porte, et est au moment de l'ouvrir, quand à la présentation de ma main au-dessus de sa tête, l'enfant se calme, ferme les yeux, et reprenant toute sa raison, il se laisse paisiblement ramener sur sa chaise.—Alexandre ? —Monsieur ? — Eh bien, vous venez donc d'être malade ?—C'est l'accès de folie que je vous ai dit que j'aurais. —Est-il fini ?—Oui, vous l'avez arrêté.—Et à présent, comment cela va - t - il ? — Bien, jusqu'à onze heures. Après son réveil, je lui ai donné un peu d'eau-de-vie à boire, et nous sommes allés ensemble au tribunal,

Mon nom, fort heureusement pour moi, n'a point été appelé.

A onze heures moins un quart, je suis sorti de l'audience, où j'étais resté simple spectateur, et suis allé chercher le petit Hébert hors de la barre ; descendus dans la cour, nous nous y sommes d'abord promenés quelques instans ; mais la crainte d'être remarqués par beaucoup de personnes qui nous entouraient, m'a déterminé à sortir dans la rue. Mon petit bonhomme commençait déjà à changer de maintien et de visage, j'étais obligé de le rappeler sans cesse auprès de moi, dont il tentait toujours de s'écarter ; dans l'espoir de le contenir plus facilement, et d'être en même temps moins observé que par-tout ailleurs, je suis entré avec lui dans l'ancienne cathédrale de Laon. Il n'y avait heureusement dans ce vaste et gothique édifice, à cette heure-là, que quelques personnes éloignées les unes des autres, et trop pieusement occupées de l'objet de leur dévotion, pour que nous pussions leur être un objet de scandale ni même de distraction. Assis contre un pilier de la nef avec Alexandre, j'attendais l'heure de sa crise, lorsque son sourire sardonique et l'égarement de ses yeux m'en annoncent le commencement: Mais ce n'est pas à moi cette fois qu'il en veut; sa colère se porte sur une femme âgée qu'il voit venir du fond de l'église, et qui lentement s'acheminait pour en sortir; il jure et murmure d'abord entre les dents, puis il se lève, et, comme un éclair, il s'élance si précipitamment vers elle, que j'arrive à peine à temps pour arrêter son bras déjà levé pour la frapper. Cette femme, qui s'était retournée sans trop distinguer ce qu'elle avait entendu, avait, d'après mes excuses et mon invitation, poursuivi son chemin; pour Alexandre, il était, aussitôt mon approche, entré dans l'état magnétique. Je le prends par la main, et le ramène tranquillement s'asseoir à la place d'où il était parti. — Mon ami, que venez-vous donc de faire? — Si vous ne m'aviez pas arrêté, j'aurais battu cette femme. — Eh, que vous avait-elle fait? — Rien. — Pourquoi donc alors la vouloir battre? C'est une bien méchante action au moins que celle-là. — Je le sais bien à présent, mais c'est mon mal qui me force à cela, etc. Réveillé, il a repris son air de sérénité accoutumé; le voilà tranquille jusqu'à deux heures.

Avant deux heures j'étais rentré à mon

auberge , et seul dans ma chambre avec
Alexandre, je l'avais fait asseoir auprès de
moi. Tandis que j'écrivais, les mêmes symptômes extérieurs m'annoncent son troisième
accès pressenti par lui : je le surveillais sans
lui rien dire. Le voilà qui saisit sur ma table
deux feuilles de papier écrites, et en déchire
une ; je veux lui ôter l'autre des mains, il la
déchire avec plus de fureur. — Alexandre,
lui dis-je impérieusement, laissez donc là ces
papiers. — Je ne veux pas les laisser, moi,
je les déchirerai tous au contraire, je n'en
laisserai pas un ; et il en prend autant qu'il en
peut ramasser. Mon premier mouvement est
de les lui arracher des mains; alors il se lève,
et s'approchant de moi comme un petit furieux, il me dit avec le regard et l'accent le
plus menaçant : C'est que je vous déchire-
rais vous-même également, au moins. Il
était temps d'arrêter ce transport, et c'est
ce que, sans proférer une seule parole de
plus, ma volonté magnétisante a opéré à l'instant; à la présentation de ma main devant son
front, le pauvre enfant a baissé la tête, et est
spontanément entré dans le paisible et salutaire état magnétique. — Alexandre ? — Monsieur ? — Voilà un terrible accès de folie que

vous venez d'avoir ? — Ce n'est pas ma faute. — Ni la mienne, bien certainement. — Si fait. — Comment, c'est ma faute ? — Oui, vous vous êtes fâché contre moi. — Eh bien ? — Cela m'a fait du mal. — Ça été mon premier mouvement quand j'ai vu mes papiers dans vos mains, prêts à être déchirés. — Il fallait me magnétiser comme vous venez de faire, je les aurais lâchés ; je vous ai dit qu'il ne fallait jamais me parler. — A présent, comment êtes-vous ? — Bien. C'est un grand bonheur pour moi d'avoir eu ces trois accès de folie. — Comment peuvent-ils vous avoir été favorables ? — Parce que vous les avez arrêtés tout de suite ; j'en aurai encore d'autres comme ceux-là qui avanceront ma guérison. — Il m'a de plus reparlé du besoin qu'il aurait de prendre bien plutôt qu'il ne l'avait cru d'abord, ses trois tasses de thé par jour.

Après être sorti de l'état de somnambulisme, je lui ai fait boire sa petite goutte d'eau-de-vie.

Jeudi, 3.

Comme Alexandre est ici couché dans ma chambre, je puis mieux l'observer que je ne l'ait fait à Paris. Je m'aperçois qu'il rêve toutes les nuits, et sur-tout à l'approche de son réveil; l'entendant parler ce matin et prononcer plusieurs fois *maman, maman,* en s'agitant beaucoup dans son lit, je l'ai réveillé, comme je l'ai fait hier, en le touchant légèrement du bout du doigt. Aussitôt qu'il a eu les yeux ouverts, il m'a dit : Quel drôle de rêve je viens de faire. Nous étions tous les six, mes frères, mes sœurs et moi, couchés avec maman, dans son lit; nous voulions tous l'embrasser, être auprès d'elle, et nous nous disputions pour nous en approcher. — Est-ce que vous rêvez souvent comme cela ? lui ai-je demandé. — Je crois que oui, car je me souviens souvent, en m'éveillant, de ce dont j'ai rêvé; mais l'idée s'en passe si vîte, que je ne m'en souviens plus du tout après. — Il ne vous arrive rien là, mon ami, lui ai-je répondu, de plus extraordinaire qu'à tous ceux qui rêvent, etc.....

Je me suis trouvé ce matin du nombre des jurés, et ne suis sorti du tribunal qu'à trois heures. Alexandre, que j'avais fait entrer dans l'enceinte, en deçà de la barre, y est resté presque tout le temps; il écoute avec attention, s'intéresse aux débats, et m'en donne

son opinion avec intelligence et discernement.

Il m'a fait aujourd'hui ce raisonnement :
Comment se peut-il que je sois malade comme
on le dit ? il faut bien que cela soit cependant, puisque vous, Monsieur, papa et monsieur le curé, le dites ; mais, si c'étaient
d'autres, je vous assure que je ne le croirais
pas ; car enfin j'ai bon appetit, je dors bien,
je ne souffre de nulle part, et cependant je
suis malade ; je ne saurais comprendre cela
moi ; qu'est-ce que ma maladie, Monsieur,
dites-moi le donc, je vous en prie ? Je lui ai
alors expliqué le mieux et le plus discrète-
ment qu'il m'a été possible, la cause et le
genre de ses accidens ; je craignais de l'inquiéter ou de l'effrayer en lui parlant de son
manque de mémoire et des fréquentes absences de sa raison ; mais point ; il m'écoutait
avec autant de froideur et d'indifférence que
si je lui eusse raconté les particularités de la
maladie d'un autre. C'est singulier, répétait-
il seulement, d'avoir comme cela du mal sans
s'en apercevoir ; c'est une maladie bien com-
mode, au moins, que celle-là.... De sorte
donc que cet enfant, qui n'a pas la connaissance de ses maux, ne se soumet à tout ce

que j'exige de lui que par obéissance et docilité, et nullement par désir de guérir, ni par conviction de l'utilité de mes soins.

Le vendredi, 4.

J'ai eu le loisir, après la séance du tribunal, d'aller ce matin faire une promenade de deux heures, en cabriolet, avec Alexandre. Je trouve que sa tête se fortifie, que sa mémoire commence même à se rétablir un peu, c'est-à-dire qu'il se ressouvient à présent de la veille ; peut-être en pourra-t-il recouvrer assez, sinon pour continuer ses études dans des colléges, au moins pour exercer un état manuel qui le puisse faire subsister.

Tout-à-l'heure, avant qu'Alexandre ne s'endormît, je me suis avisé de lui demander, lorsque je l'ai eu mis dans l'état magnétique, s'il rêverait la nuit ; il a gardé le silence un instant, puis il m'a répondu : Oui, je rêverai, comme cela m'arrive toutes les nuits, vers la fin de mon sommeil. — Et savez-vous quel sera le rêve que vous ferez (tout de suite) ? — Oui, certainement, je le sais. — Dites-le moi ? — Je rêverai que trois petits garçons de mon âge s'approcheront de moi sur le rempart, et voudront jouer avec ma toupie ;

je ne le voudrai pas, moi, et les chasserai ;
alors ils prendront ma toupie de force, et la
jeteront par-dessus le rempart. Je me met-
trai en colère contre eux, je tirerai mon
sabre, leur couperai la tête à tous les trois,
et puis je jeterai leurs corps dans la rivière.
— Mais, fi donc, lui ai-je dit, quel vilain
rêve que celui-là ! est-ce que je ne puis pas
vous empêcher de le faire ? — Si fait, vous
le pourriez bien empêcher ; mais à quoi bon ?
Ces rêves ne me fatiguent pas du tout : bah,
bah, cela ne vaut pas la peine que vous vous
en occupiez.

Samedi, 5.

Il est sept heures et demie, j'entends
Alexandre murmurer dans ses dents et s'a-
giter beaucoup ; de mon lit je l'observe avec
attention.... Il vient de se soulever sur ses
deux poings, et de l'une et l'autre main il a
fait alternativement des signes de menaces
(sans doute aux petits garçons), puis il s'est
recouché, et après s'être mis sur son séant,
il a fait trois fois le geste de couper avec un
sabre (apparemment les têtes des trois petits
garçons) ; remis dans son lit, et caché sous sa
couverture, il y murmure et s'y agite vio-

lemment...... Le voilà de nouveau sur son
séant.... il vient de faire trois fois avec ses
deux bras, comme s'il eût jeté loin de lui de
très-pesans fardeaux. Sa tranquillité rétablie,
j'ai bien vite été le réveiller ; alors, de lui-
même, il m'a raconté son rêve avec beaucoup
de naïveté, tel que je viens de le décrire ; au
bout d'un quart d'heure je lui en ai reparlé ;
il n'en avait plus le moindre souvenir, la
fantastique vision qui l'avait obsédé s'était
entièrement effacée de sa mémoire.

Voilà la première fois qu'un somnambule
m'annonce d'avance les rêves qu'il fera ; il
est vrai que c'est aussi la première fois que
j'ai mis en somnambulisme un fou, et que
si les rêves (comme il y a toute apparence),
quelques soient les causes dont ils provien-
nent, ne sont que de petites et passagères
maladies du cerveau, il doit nécessairement
arriver que celui dont tout le mal est dans
cerveau, pressente et voie dans l'état magnétique les rêves qu'il fera pendant la nuit.
Mais si les rêves sont de petits accès de folie
nocturne, la folie alors n'est donc réelle-
ment plus autre chose qu'un rêve plus ou
moins prolongé dans l'état de veille, cette
similitude entre les fallacieuses illusions de

nos songes, et les affligeantes manifestations
de la folie, que les savans physiologistes
et les habiles médecins auront observée bien
certainement avant moi, ne vient-elle pas
encore appuyer mon opinion, que les fous,
les maniaques, les frénétiques et les insen-
sés, ne sont que des somnambules dérangés
ou désordonnés ?

Dimanche, 6.

Alexandre s'est éveillé de lui-même, a fait
sa prière, et s'est habillé fort raisonnablement ; je l'ai mis ensuite en somnambulisme,
et lui ai fait lecture de la réponse ci-après,
que ma femme m'a faite à la lettre que je lui
ai écrite à son sujet, le premier de ce mois :

« Je suis charmé que le petit ne te donne
« pas trop d'embarras et de ce qu'il n'est vu
« de personne. Je ne suis point du tout éton-
« née de ce que tu me mandes de son déran-
« gement. D'après ta lettre, j'ai fait venir le
« petit Nicolas, pour qu'il me dise ce qui
« s'était passé entre Alexandre et lui, et s'il
« était vrai qu'il lui eût rappelé les scènes
« du presbytère ; il m'a assuré que non, mais
« qu'étant à garder ton troupeau de béliers,

« Alexandre était passé près de lui, et avec
« une baguette, qu'il avait à la main, lui en
« avait donné des coups tout à travers du
« corps ; qu'alors lui, Nicolas, avait bien
« couru pour tâcher de se venger, mais
« qu'il n'avait pu l'attraper. Que le jour de
« ton départ pour Laon, il lui avait dit,
« ainsi qu'à Joseph, mille injures plus vilai-
« nes les unes que les autres, et cela, pour
« une mauvaise plaisanterie qu'ils lui avaient
« faite. J'ai su de plus, aussitôt ton départ,
« qu'Alexandre avait fait encore d'autres ex-
« travagances, comme de jurer après le maître
« d'école, d'avoir trépigné dans une mare
« d'eau pour en éclabousser Angélique et sa
« bonne, qui passaient près de lui, en les in-
« juriant toutes deux le plus énergiquement
« du monde ; qu'il s'était permis les mêmes
« grossiers propos dans la cuisine envers tous
« ceux de nos gens qu'il y a rencontrés ; l'on
« m'a dit encore, mais sans me l'assurer,
« qu'ayant vu passer mademoiselle Bertin,
« (la fille du fermier), sur son cheval, il avait
« été la prendre par les jambes afin de la jeter
« à terre ; enfin, on m'a conté de lui mille
« folies de ce genre ; j'ai beau vouloir rassurer
« tout le monde, et répéter qu'il ne faut point

« attacher d'importance à tout ce que fait et
« dit un fou, je n'y puis réussir ; ils ont tous
« ici un effroi épouvantable de lui. *Quant à*
« *la pauvre Maréchal, etc.* »

Après avoir écouté fort attentivement la
lecture de cette lettre, il m'a dit que tout ce
qu'elle contenait était l'exacte vérité, à l'exception cependant de la scène avec mademoiselle Bertin, qu'il n'avait vue ce jour-là ni
de près, ni de loin ; que sa tête était si malade
et si faible, qu'il fallait bien peu de chose
pour la déranger, et qu'il avait suffi que d'a-
bord sa bonne, et ensuite les deux petits
garçons, se fussent moqués de lui, pour qu'il
devînt aussitôt capable de faire toutes les
extravagances possibles ; je ne serai pas toujours si facile à contrarier que je le suis à présent, m'a-t-il ajouté, mais ce n'est pas encore
pour tout-à-l'heure.

C'est pour demain lundi, qu'il demande à
commencer de prendre ses trois tasses de
thé par jour ; savoir : la première à huit
heures, la seconde à une heure, et la troisième à huit heures du soir, de manière à
ce que ce soit toujours une heure environ
avant chacun de ses repas.

Il m'a de plus ajouté que la crise de frénésie qu'il devait avoir demain lundi, est encore reculée jusqu'à mercredi, ce qui, dit-il, est l'indice d'un grand acheminement à sa guérison.

A neuf heures, je me suis rendu seul au tribunal, et Alexandre, à qui j'avais permis d'aller à la grand'messe, est venu m'y retrouver sur les onze heures; on allait prononcer sur la première cause appelée; c'étaient deux petits enfans mendians, de treize à quatorze ans, dont la police correctionnelle de leur arrondissement aurait bien dû faire justice elle-même, puisqu'ils n'avaient dérobé que quelques livres de pain dans une armoire très-mal fermée; mais la plainte contre ces petits malheureux ayant une fois été portée au criminel, les jurés n'avaient pu s'empêcher de les déclarer coupables, il est vrai, sans discernement; et le tribunal, d'après cette déclaration, les avait très - charitablement condamnés à être nourri jusqu'à l'âge de 20 ans dans une maison de mendicité. Je n'entre dans ces détails, fort indifférens en eux-mêmes, que parce qu'ils se lient nécessairement à la scène dont je vais rendre compte entre le petit Hébert et moi.

Sur les midi et demi, comme j'étais à attendre qu'on appelât la deuxième cause, à laquelle je devais assister comme président du
jury, je vois Alexandre, que j'avais fait entrer
dans le parquet de l'audience, faire des niaiseries, et frapper du poing sur les bancs à
l'entour de lui. Comme je l'observais sans
cesse, je me doute que c'est chez lui le signe
avant coureur d'un accès de folie. En conséquence, je vais bien vite à lui, et sans que personne pût s'apercevoir de rien, je l'emmène
dans une chambre voisine, où tout aussitôt
je l'endors magnétiquement.—Qu'avez-vous,
mon ami, vous ne me paraissez pas dans votre
état de tranquillité ordinaire? — Je vais avoir
un accès de folie.— Et quand cela?—Tout-à-
l'heure.—Comment, tout-à-l'heure? et quelle
en est donc la cause? — Cela m'a fait beaucoup de peine de voir là ces deux petits garçons; ah! comme j'ai pleuré quand on les a
condamnés.—Ils ne sont point à plaindre du
tout, mon ami, ces enfans n'ont ni parens,
ni aucun moyen d'existence; le tribunal, en
les envoyant dans la maison où il vont aller,
a exercé envers eux plutôt un acte de charité
qu'un acte de sévérité. — Sans cela, j'aurais
toujours été malade; les chants de l'église et

le bruit de l'orgue m'avaient déjà fait mal à la tête ; il n'aurait pas fallu que j'aille entendre la grand'messe.

Comme une heure allait bientôt sonner, et que je craignais à chaque instant d'être appelé au tribunal, je me suis empressé de faire part à Alexandre de l'embarras dans lequel je me trouvais. Si l'on venait à m'appeler, lui demandai-je, avant l'heure de votre accident, comment donc, sans être auprès de vous, pourrai-je vous secourir.... Il ne répondait rien. —Alexandre? — Monsieur? — Réfléchissez donc à cela; voyez s'il n'y aurait pas un moyen de remédier à ce fâcheux incident... Toujours silence. — Eh bien, y a-t-il un moyen?... Il doit y en avoir, cherchez.— Pensez à moi à une heure, et magnétisez-moi bien fort en me regardant. — Fort bien, mais si j'allais vous endormir? — Ne craignez rien, vous ne m'endormirez pas, et mon mal se dissipera sans cela... Ainsi rassuré par lui, je l'ai laissé se réveiller, et nous sommes rentrés ensemble dans la salle de l'audience, où j'ai pris fort tranquillement la place que j'y devais occuper; cependant un des douze jurés se faisait attendre, et comme la cause sans lui ne pouvait être appelée, au premier indice d'égarement dans les yeux d'Alexandre, j'ai cru plus sûr encore de l'emmener dans la salle voisine, d'où je pouvais à chaque instant venir écouter à la porte ce qui se passerait au tribunal. Fort heureusement, pour me tirer de ma perplexité, la crise d'Alexandre est arrivée à l'heure dite et prévue par lui, et j'ai pu la lui arrêter tout à mon aise ; appuyé contre une fenêtre, il a d'abord commencé par en cogner légèrement les vitres avec ses doigts, puis il en a fait autant avec la pointe d'une toupie qu'il a tirée de sa poche ; ne jugeant pas encore à propos de le magnétiser, je m'étais seulement rapproché de lui, afin de surveiller tous ses mouvemens ; tout-à-coup il s'est écrié : Je vais briser ces fenêtres là ; j'en casserai toutes les vitres ; et son bras déjà levé allait effectuer sa menace, quand à la présentation de ma main devant son front, ses yeux à l'instant se sont fermés, et son agitation s'est entièrement calmée. Ainsi restés debout tous deux dans l'embrâsure de la fenêtre, j'ai continué de magnétiser mon petit fou, redevenu alors fort raisonnable, tout le temps que cela lui a été nécessaire, et sans que les personnes qui traversaient la chambre où nous étions, se soient aperçu de ce que je faisais : il m'a dit qu'il aurait encore, à cinq heures, un autre accès de folie.... Et lorsqu'il a été réveillé, trouvant inutile qu'il rentrât au tribunal, je lui ai permis d'aller jouer et se promener sur le rempart.

J'étais engagé à dîner à quatre heures aujourd'hui chez M. Debatz, directeur des contributions, et comme depuis long-temps je suis fort lié avec lui, ainsi qu'avec madame Debatz, comptant sur leur discrétion comme sur leur amitié, j'avais dit à Alexandre de venir me trouver chez eux à quatre heures et demie. Lorsque le petit bonhomme est arrivé, nous étions à table ; madame Debatz, après lui avoir permis d'entrer dans la salle à manger et de s'y asseoir, lui parla de ses parens, qu'elle connaît, à Soissons, et le traita avec infiniment de bonté. L'enfant, reconnaissant et flatté, répondait aux questions qu'on lui faisait, avec toute l'intelligence et la raison qu'on peut attendre de son âge : cependant cinq heures sonnent à l'horloge trèssonore de la cathédrale de Laon, dont nous étions fort près, et nul indice n'annonce chez l'enfant son attaque de folie. Sortis de table, on le fait entrer dans le salon, où on lui permet de jouer à la double toupie, nommée *Diable*; on fait ensuite un peu de musique, on chante des couplets espagnols, accompagnés d'une guitarre, que le petit garçon écoute avec grand plaisir, et six heures sonnent enfin sans qu'aucun changement se puisse remarquer en lui. Etonné de l'inaccomplissement de sa prévision, alors je le magnétise, et sitôt qu'il est endormi, je lui demande pourquoi l'accès de folie qu'il avait annoncé pour cinq heures n'était point arrivé. — C'est, me répond-il, que je me suis réjoui à l'heure où il devait venir. — Et quant à présent l'aurez-vous? — Oh ! c'est fini ; je ne l'aurai plus. Il s'est en effet très-bien porté le reste de la journée.

Il a pris ses trois tasses de thé, comme il se les était ordonnées, une heure environ avant chacun de ses repas.

Mardi, 8 *septembre*.

J'ai eu le temps ce matin de faire faire à Alexandre trois heures de promenade en cabriolet. Je remarque déjà de très-grands et de très-heureux changemens en lui ; sa mémoire semble se rétablir : il se rappelle à présent à merveille du séjour qu'il a fait à Paris, de s'être promené aux Champs-Elysées, au Palais-Royal, et même d'avoir vu au spectacle de Fançoni des combats d'hommes à cheval, et les scènes déchirantes de l'intérieur de la Mine Beaujon; bien plus, il se ressouvient que je l'ai mené plusieurs fois à l'imprimerie de Dentu, où une dame (c'était madame Dentu) lui donnait toujours à examiner le même recueil d'estampes, qu'il croyait chaque fois n'avoir pas encore vu. Quelle bêtise, m'a-t-il dit, comme cette dame devait se moquer de moi! Quant à son voyage de Soissons à Paris, et aux deux jours qu'il y a passé en arrivant, il n'en a pas la moindre idée, ce qui est tout simple, et parfaitement d'accord avec mes précédentes observations; puisqu'il était alors, ainsi qu'on doit s'en rappeler, quoiqu'avec les yeux ouverts, dans un état extraordinaire, dont les actes, de même que ceux exercés dans le somnambulisme ordinaire, ne se retracent jamais à la mémoire dans l'état de veille.

Alexandre a écrit ce matin à son père, en revenant de la promenade, une lettre fort sensément écrite; quand il en a été dans sa lettre à lui vouloir donner des nouvelles de sa santé, il m'a demandé ce qu'il devait lui en écrire ; car je ne sais pas mieux, m'a-t-il dit en riant, quand je dois guérir, que je ne sais la maladie que j'ai.—Eh bien, mon ami, mandez à votre père que votre guérison sera beaucoup plus prompte que je ne l'avais d'abord espéré... ; il venait en effet de me dire, dans l'état magnétique, qu'elle pourrait bien s'effectuer avant un mois.

Il est onze heures du soir; Alexandre, qui s'est fort bien porté toute la journée, s'est couché il y a environ une heure, et j'en avais fait autant, croyant qu'il allait, comme à son ordinaire, aussitôt s'endormir ; mais point ; il était resté éveillé, et le sommeil n'avait pu le surprendre. L'ayant donc entendu s'agiter et beaucoup se remuer, je lui ai demandé ce qu'il avait. — Je ne sais, Monsieur, mais je ne puis dormir.—Etonné de cette singularité, je saute bien vite en bas de mon lit, et vais le magnétiser. — Alexandre ? — Monsieur ? — Est-ce que vous avez du mal ? — Non. — Pourquoi donc en ce cas ne pouvez-vous pas dormir ce soir ? — C'est que mes nerfs et mon sang sont trop agités. — Quelle en est la cause ? — Le thé que je prends depuis deux jours. — Auriez-vous eu tort de vous en être ordonné ? — Non pas, cela me fera du bien ; au contraire, et avancera beaucoup ma gué-rison. — Le thé seul est peut-être trop actif, voyez s'il ne serait pas à propos de le tem-pérer avec une infusion de quelques autres herbes ou fleurs..... (Silence); le tilleul, par exemple.... Hein, qu'en dites-vous ? — Oui, le tilleul est bon, mais il faut du thé avec. Enfin, pour abréger, je suis convenu avec lui de joindre demain au thé qu'il prendra, un peu de tilleul et quelques feuilles d'o-ranger.

Rentré dans l'état naturel, il s'est ensuite endormi très-promptement.

Mercredi, 9.

J'ai oublié d'écrire hier que j'avais de-mandé, dans la journée, à Alexandre, à quelle heure il aurait aujourd'hui son attaque de frénésie, et qu'il m'avait répondu que le bon effet du thé la retarderait encore jusqu'à ven-dredi.

A sept heures et demie du matin aujour-d'hui, moi levé et écrivant à ma table en face du lit d'Alexandre, qui ne s'était pas encore éveillé, je l'ai entendu rêver tout haut sans pouvoir comprendre ce qu'il murmurait entre ses dents, puis je l'ai vu se pencher hors de son lit de manière à ce que sa tête touchait presqu'au plancher; ses bras et tout son corps étaient en même temps dans un tremblement universel.... Inquiet d'un état si pénible en apparence pour lui, je vais bien vite le magnétiser, et lorsqu'il est en état magnétique et replacé dans son lit, je lui demande ce qu'il a pour trembler ainsi de tout ses membres. —Rien du tout, je tremble toujours comme cela. — Jamais je ne vous ai vu trembler de cette force-là? — C'est que mes bras pendaient hors de mon lit; ah! je ne guérirai jamais de cela ; je vous l'ai déjà dit, cela sera moins fort par la suite, mais je tremblerai toujours; il m'a encore ajouté que lorsqu'il serait guéri il ne rêverait plus autant.

La journée du jeudi s'est passée sans qu'Alexandre ait eu d'accidens.

Vendredi, 11.

Je viens de demander à Alexandre, avant de sortir pour me rendre au tribunal, à quelle heure il aurait son attaque de frénésie. Il m'a dit que ce serait à cinq heures ; et sur ma question pourquoi cette attaque, qui s'était retardée du lundi au mercredi, et du mercredi au vendredi, ne pouvait pas aller plus loin encore, il m'a répondu qu'un jour ou l'autre il fallait bien enfin qu'elle arrivât, et que l'époque ne pouvait plus s'en retarder.

Je dînais encore aujourd'hui chez monsieur et madame Debatz, et j'y avais donné rendez-vous à Alexandre. Mais au lieu cette fois de l'avoir laissé se tenir dans la salle à manger, je l'avais envoyé, un peu avant cinq heures, dans le jardin, où, de la porte ouverte sur le perron, je pouvais aisément le voir et le surveiller.

Alexandre, après s'être promené et avoir joué quelque temps avec le sable des allées, était allé s'asseoir sur un banc, dans le fond du jardin, et comme après cinq heures sonnées à la cathédrale, il y demeurait fort tranquille, j'en étais à penser et à dire que son attaque apparemment se dissiperait encore une fois, quand tout-à-coup et tout aussi inopinément qu'au commencement de sa maladie, ses plaintes et ses gémissemens, dont le bruit étrange et sourd est si révoltant à l'oreille, nous avertissent de son accident.

Nous sortons au plus vîte sur le perron, et
nous le voyons de loin qui, tenant sa tête à
deux mains, commençait à la balancer et à
se la cogner fort et ferme contre le siége et
les parois de son banc; le désordre et la précipitation de ses mouvemens étaient le symp-
tôme évident de la violence de son mal, dont
un horrible accès de frénésie eût sans aucun
doute été la suite, lorsqu'à mon approche,
et quoique je fusse encore éloigné de cinq ou
six pas de lui, sa tête, qui, de même que le
balancier d'une horloge, allait et venait avec
une précipitation extrême; sa tête, dis-je,
demeure fixée au point de l'espace où l'influence de ma pensée vient magnétiquement
réordonner ses organiques facultés.

Après quelques minutes passées dans l'état
magnétique, Alexandre s'est réveillé seul;
je lui ai donné à boire une petite goutte d'eau-
de-vie, et le reste de la journée il s'est fort
bien porté.

Le soir il a offert à mon observation une
particularité assez remarquable; pressé par
le sommeil, il s'était mis au lit sans avoir fait
sa prière accoutumée du soir. Lorsqu'il a été
couché, je lui en fait la remarque et le paternel
reproche. —Ah! c'est vrai, me répond-il, je

l'ai oublié ; puis il s'est endormi. Au bout de quelques minutes, je l'entends pleurer et sanglotter ; je vais à lui, et je vois en effet de grosses larmes couler le long de ses joues. Sans lui parler je le mets bien vîte dans l'état magnétique, puis je lui demande ce qu'il a pour pleurer ainsi. — Ah ; ah..... j'ai bien du chagrin. Qu'est-ce qui vous le cause ?—C'est... c'est.... parce que j'ai offensé le bon Dieu.... — Si c'est de n'avoir pas fait votre prière du soir qui vous afflige ainsi, mon ami, c'est un oubli que vous pouvez aisément réparer ; et il sanglottait de plus belle.—Allons, ne pleurez plus, Alexandre, tranquillisez-vous, et priez Dieu maintenant ; ce sera, j'en suis bien sûr, dans l'état où vous voilà, le meilleur remède à votre chagrin..... Eh bien, le voulez-vous ? — Oui, Monsieur, volontiers ; et tout de suite il s'est mis à réciter d'un bout à l'autre et à haute voix, la prière fort étendue qu'on est dans l'usage de faire apprendre par cœur aux enfans dans les écoles chrétiennes ; sa prière achevée, il est sorti du sommeil magnétique, et la minute d'après, le sommeil ordinaire est venu paisiblement s'emparer de ses sens.

Alexandre continue à prendre régulière-

ment ses trois tasses de thé par jour, et depuis que j'y ai joint une pincée de tilleul et
quelques feuilles d'orangers, il n'a plus d'agitations nerveuses en se couchant.

Samedi, 12.

N'ayant point été ce matin du nombre des
jurés appelés par le président du tribunal,
j'ai profité de mon loisir pour aller dîner à
Marles; et comme je jugeais ce petit voyage
de dix lieues, tant pour aller que pour revenir, devoir être très-favorable à la santé
d'Alexandre, à mon retour à Laon, l'idée
ne m'est point venue de le magnétiser, négligence dont j'ai eu grand sujet de me repentir, ainsi qu'on en va juger par ce qui
suit :

Lorsque je suis rentré à dix heures du soir,
la maîtresse et les servantes de l'auberge, qui
étaient dans la cuisine avec Alexandre, me
dirent que depuis plus d'une demi-heure, cet
enfant leur tenait les propos les plus mal-
honnêtes et les plus insultans, et le maître de
l'auberge, qui l'avait jusqu'alors trouvé fort
doux et fort poli, venant à l'appui de toutes
les accusations qu'on me faisait de lui, m'a-
jouta qu'il ne concevait pas où il pouvait

aller chercher toutes les sottises qu'il disait, Alexandre, de son côté, se mit à me faire en même temps des plaintes de tout le monde, prétendant qu'on s'était plu à le tourmenter et à le molester : j'étais trop fondé à le croire dans une crise de délire pour ne pas à l'instant le magnétiser ; dès qu'il fut endormi, je lui demandai de ses nouvelles. — Depuis neuf heures, me dit-il, ma tête s'est dérangée ; je vous aurais dit qu'elle devait l'être à cette heure-là, si vous m'eussiez magnétisé en revenant de Marles. — Vous avez été si bien toute la journée, que je vous avais quitté sans inquiétude — Je vous ai dit que jusqu'à ma guérison j'aurais souvent des accès de folie ; ils n'auraient pas dû me répondre ni se fâcher contre moi quand j'ai commencé à perdre la tête, alors je serais resté tranquille, et je ne leur aurais rien dit. — Cet évènement me força à faire en peu de mots aux gens de l'auberge, l'historique de la cruelle maladie d'Alexandre, lequel demeura fort tranquille tant que dura mon récit ; puis ses yeux s'étant ouverts, il se retrouva, sans conserver le souvenir de rien de ce qui venait de se passer, dans son état accoutumé de bon sens et de raison ; le croyant alors entièrement remis de son accident, je lui fis prendre sa lumière, et l'envoyai se coucher.

Mais sa crise de folie était bien loin d'être achevée; lorsqu'un demi-quart d'heure après lui je suis monté dans ma chambre, je l'ai trouvé morne, silencieux, et sur la chaise où il était assis, il n'achevait pas de se déshabiller. Quoique je ne le soupçonnasse point d'être encore en délire, je l'observais néanmoins attentivement sans lui adresser la parole. Tout-à-coup il me dit avec le ton et l'accent de la vérité : Un gendarme est venu ce matin ici vous demander, Monsieur, l'avez-vous vu?—Non, mon ami; savez-vous pour quel sujet? — Pour quel sujet? Ah, ne vous embarrassez pas, vous ne serez pas long-temps à le savoir. — Quoi donc? — Ils vous feront danser une fière danse, allez. Et déjà levé de dessus sa chaise, il allait s'élancer sur moi, quand à la présentation de ma main devant sa tête, il est à l'instant même entré dans le paisible et salutaire état magnétique. — Alexandre? — Monsieur?— Qu'avez-vous donc encore?—Ils m'ont fait là bas bien du mal. — Eh bien, que va-t-il résulter?—Que je serai fou pendant un quart-d'heure.—Ne puis-je pas empêcher cet accès d'être aussi long ? — Non, il faut qu'il dure un quart-d'heure. — Dois-je vous magnétiser tout ce temps-là ? — C'est inutile. — Mais si dans votre folie vous alliez vouloir me battre ? — Il ne faut ni me parler, ni me répondre, et je ne vous dirai rien. Nos conventions ainsi faites, je l'ai laissé tranquille, et il s'est réveillé ; alors il a achevé de se déshabiller, et tout en jetant ses hardes de droite et de gauche et en murmurant entre ses dents, il s'est fourré précipitamment dans son lit. Il n'y a pas été plutôt, qu'il a repoussé sa couverture et s'est mis sur son séant. Un petit tableau se trouvait à sa portée ; il l'a décroché, et a dit, en le frappant avec son poing, qu'il allait en briser le verre ; j'ai dirigé ma main sur lui sans lui parler, avec la volonté qu'il le lâchât, ce qui le lui a fait à l'instant jeter au pied de son lit, en s'écriant avec l'accent de l'horreur : *Ah ! le vilain serpent !* Son couteau, qu'il a pris ensuite, et avec lequel il voulait, disait-il, éventrer un coquin, est de même jeté par lui sur le plancher avec un cri d'effroi ; puis il a saisi contre la cheminée le cordon de la sonnette, et l'a tiré et secoué de telle sorte, que deux servantes de la maison sont accourues ; le petit garçon, sans paraître les apercevoir, a continué ses extravagances. Elles voulaient raccommoder son lit, l'aider à se remettre sous sa couverture, ce qui l'eût immanquablement exaspéré ; aussi ne leur ai-je point permis de le faire.... Après le quart-d'heure expiré, Alexandre, qui jusqu'alors était toujours resté sur son séant, a laissé mollement tomber sa tête sur son oreiller, et comme cela m'annonçait la fin de sa crise, je l'ai magnétisé. — Comment cela va-t-il à présent ? — Bien. — Comment allez-vous passer la nuit ? — Bien, mais tous les jours, jusqu'à ma guérison, j'aurai, si je suis seul, à neuf heures du soir, un accès de folie. J'ai profité du peu de moment qu'il est resté dans l'état magnétique, pour réparer le désordre de son lit ; lorsqu'il a été réveillé il m'a souhaité le bonsoir comme à son ordinaire, puis, un moment après, il s'est endormi paisiblement du sommeil ordinaire.

Dimanche, 13.

C'était aujourd'hui le dernier jour de la tenue de la Cour d'assise de Laon, trois causes aux débats desquelles j'ai assisté comme juré y ont été appelées ; Alexandre, qui n'est point venu aux deux premières, s'est trouvé au jugement définitif de la troisième , et y a été témoin des transports de bonheur et de joie de la femme de l'accusé, au moment où ce dernier venant d'être acquitté par le tribunal, est accouru se jeter dans ses bras. Je ne me suis point aperçu dans le moment de l'effet que cette scène avait produit sur la cervelle encore bien détraquée de mon petit malade ; mais lorsqu'à quatre heures, avant de sortir de chez moi, je l'ai eu mis dans le somnambulisme magnétique, il m'a dit que cette scène touchante l'avait sensiblement affecté, qu'il avait beaucoup pleuré, et que l'impression qu'il en conservait encore, allait lui causer à cinq heures un accès de folie aussi long que celui qu'il avait eu hier samedi, à son retour de Marles.

Je me trouvais fort contrarié par cette annonce, vu que c'était précisément à cette heure-là que je m'étais engagé à aller dîner chez monsieur le prefet du département, et que sans en dire le motif, il était bien tard pour envoyer m'excuser. Heureusement la justesse de preassensation de mon petit somnambule, ne me laissait aucun doute sur l'exacte accomplissement de son pronostic, de sorte que je pouvais, à un quart d'heure près, remplir mes deux obligations. Pour ne pas cependant abandonner Alexandre à lui-même, aussitôt son accès de folie terminé, en même temps que pour satisfaire à l'intérêt que monsieur et madame Debatz avaient témoigné prendre à la guérison de cet enfant, je l'ai conduit chez eux à quatre heures et demie; ils étaient encore à table avec leur famille, et un seul étranger de leurs amis. Après avoir fait passer le petit Hébert dans le jardin, je leur ai dit le motif qui m'avait fait le leur amener. L'accomplissement de la crise de frénésie de cet enfant à l'heure précise et prévue par lui, dont ils avaient été témoins vendredi dernier, en était un pour eux en même temps de désirer voir un second exemple de sa lucidité somnambulique.

D'abord, Alexandre joua et se promena fort sagement dans le jardin, puis l'heure de cinq heures ayant sonné à l'horloge de la cathédrale (qui n'est pas apparemment reglée sur la sienne), il n'en demeura pas moins calme et moins tranquille; deux ou trois minutes enfin s'étaient bien encore écoulées, lorsque de dessus les marches du perron sur lesquelles il était venu se placer, il com-

mença à nous injurier et à nous menacer de
la manière la plus malhonnête et la plus énergique possible ; mais prévenus, comme on
l'était par moi, de cette inévitable explosion,
personne n'en fut ni ému ni effrayé ; étant
donc resté tous assis à table et sans paraître
le moins du monde nous occuper de lui,
nous le laissâmes dire et faire tout ce que
bon lui semblait. Sa méchanceté alors, ou
pour mieux dire, sa folie (car la méchanceté,
je le crois, est, dans l'homme, un délire), ne
trouvant plus d'aliment d'entretien dans la
douceur et l'impassible indulgence des personnes sur lesquels elle s'était dirigée, l'enfant redescendit précipitamment dans le jardin, où, comme s'il eût été honteux et piqué
de notre indifférence, il disparut à nos yeux
comme un éclair.

Une femme de la maison, à laquelle j'avais
recommandé de le surveiller, vient aussitôt
me dire qu'il est allé du côté d'une citerne
fort profonde, que je savais ouverte et rem-
plie d'eau ; j'y cours au plus vite, mais mon
petit fou, au moyen de la longue échelle qu'on
y avait laissée, y était descendu si précipitamment, que je ne voyais déjà plus, en m'en
approchant, que le haut de la forme de son

chapeau. Alexandre, lui criai-je, étant encore à dix pas de lui, que faites-vous donc ? Allons, remontez tout de suite, je vous l'ordonne. — *Non*, me répond-il, *je ne remonterai pas, j'y veux descendre, moi*, et le voilà qui disparaît entièrement ; je me ressouviens alors qu'il m'a défendu de lui parler ; et tout en m'approchant de la citerne, je me borne à l'actionner mentalement, avec l'énergique volonté qu'il m'obéisse et remonte à l'instant. Bien plus docile, en effet, à cette impulsion muette qu'à celle bruyante de ma voix, l'enfant, comme s'il eût été frappé de la foudre, s'arrête comme suspendu sur l'échelon qui le portait ; je m'approche, et m'apercevant de son immobilité, je continue sur lui l'action déterminante de ma volonté ; aussitôt il remonte l'échelle, et je le vois en somnambulisme lucide et réglé, sortir posément de la citerne, et venir lentement, et toujours les yeux fermés, à la place, où *l'attirait près de moi l'invisible, et pour lui l'irrésistible aimant porteur de ma pensée*. Maître alors de lui, je le conduis s'asseoir sur la première marche du perron, et là, je lui demande comment il se trouve. Mon accès de folie, me répond-il, durera tout le temps que je vous ai dit. — Vous allez

donc, mon ami, faire et dire encore des extravagances? — Non, vous les avez arrêtées,
mais ma raison néanmoins ne reviendra qu'au
bout d'un quart-d'heure. — Quand vos yeux
se seront ouverts, que ferez-vous donc? —
Rien, je resterai comme un imbécille, sans
remuer de la place où je serai. Sur cette assurance, je l'ai fait rentrer t s'asseoir dans
une chambre attenante à la salle à manger.

De la table autour de laquelle nous nous
étions rassis, nous l'avons vu en effet, dès
qu'il a eu les yeux ouverts, dans l'attitude
d'un insensé qui n'a la conscience de rien de
tout ce qu'il entend et voit autour de lui ; mais
ce triste état n'a pas duré plus qu'il ne l'avait
pressenti, et le quart-d'heure n'a pas été
plutôt expiré, que son regard s'est rassuré,
le sourire est revenu sur ses lèvres, et que
l'étonnement de se trouver si près de nous,
s'est peint dans tous ses traits. Madame Debatz l'ayant alors appelé, il est venu fort
gaiment et fort convenablement s'asseoir à
table auprès d'elle, et en a reçu avec grand
plaisir et reconnaissance les fruits et les gâ-
teaux qu'elle a eu la bonté de lui donner.
Fort tranquille alors sur son compte, et ne
pouvant le laisser en de meilleures mains,

je me suis rendu bien vite à mon engage-
ment.

Je ne dois pas oublier de rapporter ici la
bonne nouvelle que chez madame Debatz et
en présence de sa société, Alexandre nous a
donnée de sa santé ; selon son pronostic,
qui, s'il s'effectue, me surprendra, je l'avoue,
beaucoup et bien agréablement, sa guérison
aura lieu dans huit jours.

Il n'a point eu son accès de folie ce soir à
neuf heures, ce qu'il attribue aux distractions
qu'il a éprouvées au moment où il devait le
prendre.

A Busancy, le mardi 15 octobre.

Hier lundi, je suis revenu à Busancy, et
tant avant de partir de Laon, qu'en route,
et ici depuis que j'y suis de retour, Alexandre
s'est bien porté ; il vient de partir ce matin
pour aller passer la journée avec ses parens,
à Soissons.

Alexandre est revenu sur les six heures du
soir, bien content et bien gai, de Soissons. Je
l'ai fait jouer aux quilles, hier et aujourd'hui,
à neuf heures du soir, avec deux petits garçons de son âge, et il n'a point eu d'attaques
de folie.

Il vient de me confirmer avant de se coucher, la bonne nouvelle de sa prompte guérison ; il l'a fixée à dimanche.

Ses trois tasses d'infusion de thé, tilleul et feuilles d'orangers, lui sont toujours nécessaires et continuent à lui faire grand bien.

Mercredi, 16.

Il a passé toute sa journée dans les champs, à courir et à jouer de côtés et d'autres avec ses petits amis du village, et n'a eu de disputes avec personne ; le repos de son esprit et le calme de sa tête, sont un sujet d'étonnement pour moi, dont je ne saurais concevoir ni deviner la cause.

Le jeu de quilles dans la cour du château, au clair de la lune, jusqu'à plus de dix heures du soir, a encore apparemment dissipé l'accident nerveux qu'il devait avoir. En effet, ce jeu l'amuse extrêmement.

Jeudi, 17.

Voici, je crois, une journée orageuse qui se prépare.

Ce matin, à huit heures et demie, étant encore endormi dans son lit, Alexandre s'est mis à crier et à chanter à tue-tête; un instant après, il s'est éveillé dans un état de démence complète, a jeté par terre sa couverture, ses draps, et tout ce qui s'est présenté sous sa main.

Qu'est-ce donc que tout ce train-là? lui ai-je demandé, sitôt qu'il a été dans l'état magnétique. — C'est, m'a-t-il répondu, le dernier accès de ma maladie; vous devez vous ressouvenir que je vous ai dit que ma guérison serait pour dimanche; eh bien, elle s'est encore avancée, et c'est pour aujourd'hui. — Eh, qu'est-ce donc qui a produit sur vous un si salutaire effet? — Le grand air de la campagne, la liberté que j'ai eu d'aller et de venir à Soissons et dans les champs, depuis que je suis ici, et mes attaques de folie du soir, que l'amusement a empêché de venir. — C'est bien heureux, mon ami, j'en suis charmé. — Je vais être fou toute la journée, il faudra bien prendre garde à moi, et demain tout sera fini. — Comment, tout-à-fait fini? — Oui, je pourrai même vous quitter pendant la nuit, et retourner coucher chez monsieur le curé.

Lorsque ses yeux ont été ouverts, il a recommencé à l'instant toutes ses extravagances;

néanmoins, en me tenant près de lui et sans lui parler, je l'ai fait se lever et s'habiller ; son agitation était extrême, il fallait que je lui ôtasse doucement des mains tout ce qu'à tort et à travers il agripait de droite et de gauche dans ma chambre; Ribault étant heureusement venu, je l'ai bien vite envoyé lui chercher sa tasse de thé; pendant ce temps, il n'y a pas de niaiseries qu'il n'ait faites, et de vilaines sottises qu'il ne m'ait dites ; mais quoique toutes les manifestations extérieures de sa folie eussent l'apparence d'un malin vouloir et d'une intention malfaisante, il cédait néanmoins, sans opposition, à toutes les directions de l'empire de ma volonté sur lui. Lorsque Ribault eut apporté sa tasse d'infusion, et que je la lui eus présentée, il a manqué de la renverser sur moi, en m'injuriant et la repoussant ; mais à l'impulsion seule de ma volonté ferme, et sans que même j'aie été obligé de l'endormir, il l'a prise et bue tranquillement ; aussitôt après il est devenu calme, et ne m'a plus offert que l'image d'un insensé qui n'a idée de rien de ce qui existe autour de lui. Le voilà, tandis que j'achève de m'habiller, assis sur un fauteuil, et jouant comme un simple d'esprit avec ses doigts; j'espère, en lui procurant beaucoup de distraction dans la journée, atténuer ses accès pressentis de folie.

Alexandre a passé sa journée comme il l'avait prévu ; sa tranquillité de ce matin, causée, selon toute apparence, par le thé qu'il venait de boire, n'a d'abord été que de huit à dix minutes au plus; puis me dire des injures, aller dans ma garde-robe, où son lit est placé, y prendre mes souliers rangés sur une planche, mes habits au porte-manteau, et les jeter à travers de ma chambre, ont été ses premiers exploits. Ses mouvemens étaient si vifs et si spontanés, que je ne pouvais ni les prévenir ni en prévoir les effets ; je le calmais bien, soit par l'acte seule de ma volonté mentale, soit en l'endormant, mais ce n'était jamais que momentanément ; car, dès que mon action magnétique sur lui cessait, il recommençait de plus belle à saisir et jeter tout ce qu'il trouvait sous sa main.

Descendu dans la cour avec lui, nous nous y sommes promenés quelques instans ; de même que dans une crise semblable qu'il avait eue à Laon, il tentait bien toujours de rester en arrière ou de s'éloigner de moi,

mais ma pensée, uniquement occupée de lui,
le forçait sans cesse à s'en rapprocher ; si
j'eusse pu long-temps maintenir mon attention dans la même direction, il ne m'eût sûrement pas quitté, mais à ma première distraction, causée par quelqu'un qui est venu me
parler, mon petit fou a disparu tellement vite,
que je n'ai pu me douter de quel côté il s'était
sauvé : me voilà donc à chercher après lui et
à m'informer à tout le monde de ce qu'il était
devenu. J'apprends qu'il a pris le chemin du
village, je cours sur ses traces, et de loin je
l'aperçois en effet courant lui-même le plus
vite qu'il peut. Je l'appelle, il se retourne, et
ne s'empresse qu'à me fuir encore avec plus
de vitesse. Arrivé au presbytère, je l'y trouve
enfin, et là je lui dis fort doucement de revenir. *Non, je ne reviendrai pas*, me répond-
il, *je n'ai que faire de vous, laissez-moi tranquille, etc.* Je savais heureusement par lui, le
bon moyen de m'en faire obéir, et je l'em-
ploie ; c'est-à-dire que sans lui adresser davantage la parole, je l'actionne seulement de ma
volonté mentale, à l'effet que pour son bien et
son seul avantage, il eût à céder à son impulsion ; aussitôt, et, sans que même il s'endorme, il quitte sa place, dont je n'avais

d'abord pu le tirer, et je le ramène ainsi en silence jusqu'au château.

Deux autres fois, dans la matinée, il s'est échappé de même et est revenu à l'aide du même moyen. Pour alléger ma surveillance, j'ai imaginé de le distaire et de l'amuser par toutes sortes de jeux, et ai du billard, de la boule, des quilles, avec le fils de mon cuisinier et d'autres petits garçons du village, qui avaient leurs instructions de ne lui rien dire d'étranger au jeu dont ils s'amuseraient ensemble, et qui ne s'en sont point écartés ; ainsi s'est passé le temps jusqu'à cinq heures, qu'il s'est mis à table avec les gens de ma maison ; il a été triste, taciturne, et a néanmoins mangé de fort bon appétit.

Après le dîner, je l'ai fait de même se distraire et s'amuser comme dans la matinée, et il n'a eu aucune crise extraordinaire de folie. Vers huit heures du soir, il n'a plus eu envie de jouer, il paraissait fatigué et avoir besoin de repos. Lorsqu'il a eu pris sa troisième tasse de thé, je l'ai magnétisé, il était alors neuf heures et demie. — Eh bien, Alexandre, lui ai-je demandé, comment vous trouvez-vous ? — C'est fini, m'a-t-il répondu, ma guérison est achevée...... autant qu'elle peut l'être. — Que voulez-vous dire par-là ?—Ah, c'est que j'aurai toujours de la cervelle de moins, ce qu'on m'en a ôté ne repoussera pas.

— Comment, en ce cas, pouvez-vous dire que vous soyez guéri ?

—Je le suis, je vous dis, autant que je puis l'être, je n'aurai plus d'attaque de vouloir mordre, ni de vouloir me casser la tête, c'est de cela que je suis guéri, et après cette nuit-ci encore passée auprès de vous, dès demain je puis vous quitter.

—Comment se fait-il, si vous êtes guéri, que je vous endorme encore aussi facilement?

—C'est la faiblesse de ma tête qui est cause de cela ; vous pourrez toujours, quand vous le voudrez, me mettre dans l'état où me voilà, mais cela ne m'est plus nécessaire.

— Est-ce que le magnétisme ne vous fera pas toujours du bien ?

—Ni bien ni mal, il m'est inutile à présent.

— Mais, quand cela ne serait que pour savoir de vos nouvelles, je pourrais bien quelquefois vous magnétiser, j'espère ?

— Oh ! quand vous le voudrez, vous en serez le maître.

Quelle conduite doit-on tenir avec vous à présent? Quelle précaution y a-t-il à prendre à votre égard; enfin, avant de nous quitter, éclairez-moi sur tout ce qui vous concerne?

— Il faut qu'on me laisse libre d'aller et de venir où je voudrai pendant plus d'un grand mois, que je sois souvent au grand air, qu'on ne m'applique à rien, qu'on évite autant que possible de me gronder et de me chagriner; car enfin, c'est comme après une grande maladie, il faut bien des ménagemens.

— Et après ce mois écoulé, serez-vous capable d'application?

— Non, jamais la mémoire ne me reviendra; il faut bien recommander à papa qu'il ne me fasse plus étudier le latin, je ne suis plus capable de m'appliquer ni d'apprendre.

— Mais, pour que vous puissiez faire votre première communion, il faudra cependant bien que vous appreniez votre catéchisme?

— Je le sais, mon catéchisme, mes épîtres et mes évangiles aussi; je n'oublierai jamais ce que j'ai appris, ni les bonnes instructions qu'on m'a données... mais...

Son réveil subit a mis fin à notre entretien.

Vendredi, 18.

J'ai magnétisé ce matin Alexandre lorsqu'il a été levé et habillé; il s'est endormi aussi facilement que de coutume, et m'a confirmé dans l'état magnétique tout ce qu'il m'avait dit hier de satisfaisant sur sa santé.

Lorsque rentré dans l'état naturel, je lui ai annoncé sa guérison, il en a reçu la nouvelle avec beaucoup d'indifférence. *Je ne sais pas plus comment je suis guéri,* m'a-t-il dit, *que je n'ai su quelle était ma maladie;* ce qui lui causait seulement un très-grand plaisir, et qu'il ne mettait nulle politique à me cacher, c'était d'être débarrassé de ma surveillance, et de pouvoir à l'avenir aller et coucher où bon lui semblerait.... Conséquemment, à la confiance que j'ai dû prendre dans ses pronostics, qui toujours se sont exactement vérifiés, je viens de faire ôter le lit d'Alexandre de mon cabinet, et de lui en faire préparer un autre dans une chambre du château très-éloignée de la mienne; je dirai dans quelques jours comment il s'y sera trouvé.

Il est peu de personnes, tant au château qu'au village, qui puissent ajouter foi à la guérison d'Alexandre, et j'avoue qu'elle me surprend 1 tellement moi-même, que je n'ose pour ainsi dire pas leur en répondre. Les évènemens dont je vais rendre compte, et qui feront suite à ce journal, font bien naître en moi quelques soupçons de la cause de cette si étonnante et si inopinée guérison. Mais cette cause (si elle était réelle) serait elle-même si extraordinaire, qu'il faut que d'autres faits du même genre, à l'appui de ceux que j'ai déjà recueillis, m'enhardissent à la prononcer. Dans quelle mine de nouvelles réflexions et d'observations nous conduit la découverte d'un fait de plus dans la série des choses physiques et naturelles !

Dimanche, 20.

'Alexandre a passé les deux nuits dernières fort tranquillement ; ce matin, aussitôt qu'il a été levé, il est venu dans ma chambre, et s'y est assis comme il avait précédemment coutume de le faire en attendant que je m'occupasse de lui. — Eh bien, Alexandre, lui ai-je demandé, pourquoi donc vous asseyez-vous ainsi ? — Est-ce que vous n'allez pas me magnétiser ? — Non, mon ami, vous n'en avez plus besoin. — Ah, c'est vrai, vous me l'avez déjà dit ; je puis donc vous quitter pour tout-à-fait ? — Vous pouvez, mon ami, retourner ce soir coucher au presbytère ou à Soissons, comme cela vous fera plaisir ; et sur ce qu'il me témoigna un extrême désir d'aller revoir ses parens, je lui ai permis de satisfaire à cet empressement, après toutefois qu'il en aurait obtenu la permission de monsieur le curé.

Il est dix heures du matin, Alexandre enchanté de pouvoir partir pour Soissons, vient de venir me faire ses adieux, je le reverrai de temps en temps, j'espère, et pourrai rendre compte à la fin du mois de ce qui lui sera arrivé.

Exemple d'un somnambulisme désordonné ayant tous les caractères de la démence et de la folie.

Agnès Burguet, connue depuis la publication de mes derniers Mémoires sous le nom de la femme Maréchal de Busancy, venait d'essuyer deux très-graves maladies à la suite l'une de l'autre, savoir : d'abord un catarrhe suffoquant, puis une fièvre inflammatoire dont la durée et la violence des accès, joint à la diète obligatoire en pareille occurrence, lui avait tellement affaibli la tête, que le moindre bruit la faisait tomber en défaillance. Comme depuis la mort de son mari, elle demeurait au-dessus de la forge du nouveau maréchal-ferrand du village, et qu'elle n'y pouvait jouir d'aucun repos, je l'avais fait transporter dans une chambre, au rez-de-chaussée d'un bâtiment peu distant du château. Cette femme, toujours dirigée par ses seules ordonnances somnambuliques, entrait en convalescence, lorsque vers le 15 de juillet, les crises de frénésie du petit Hébert commencèrent à se manifester. L'on doit penser que tous les incidens de la maladie de cet enfant étaient pour lors le sujet continuel de tous les entretiens, et que passant de bouches en bouches, ils étaient racontés de mille et mille manières, et toujours avec des particularités plus ou moins effrayantes. Une femme qui se trouvait chez monsieur le curé, la nuit qu'Alexandre était sorti, en dormant, de son lit, l'avait pris pour un fantôme, et en était tombée, disait-on, malade de frayeur. D'autres avaient été insultés dans la rue ; un jeune homme en le tenant dans ses accès de rage en avait été mordu, etc. Les accès très-réels de démence et de frénésie de ce petit garçon, avaient enfin tellement répandu l'alarme, que chacun redoutait de le voir et de le rencontrer : tous ces bruits, quelques soins que je prisse pour les lui éviter, étaient parvenus aux oreilles de la pauvre Maréchal, avant que j'en eusse pu prévenir les funestes effets.

Un jour que je venais de mettre Agnès en crise de somnambulisme, je la vois qui tremble et s'agite, puis me repousse, et s'éloigne ensuite de moi. — Qu'avez-vous donc Agnès ? lui demandai-je. — Laissez-moi, me dit-elle, Monsieur, ne me touchez plus. — Et pour quelle raison ? — Parce que le petit garçon de chez monsieur le curé, que vous magnétisez, me fait du mal. — Allons donc, lui dis-je vivement, quel conte vous me faites-là ; il n'en doit pas être ainsi Agnès ; mon action magnétique, lorsque je l'exerce sur vous, ne peut avoir de rapport, ni rien de commun avec celle que j'exerce sur le petit Hébert. — Ce petit garçon-là me dérange. — Encore une fois, la Maréchal, du moment que je ne pense point à lui quand je vous touche, vous ne devez point en ressentir l'influence, et je suis trop sûr que le magnétisme de l'homme n'est qu'un actif résultat de la direction de sa volonté, pour que, du moment où je n'ai nulle crainte de gagner le mal de cet enfant, ce mal puisse par moi passer sur vous. Allons, lui ajoutai-je en l'actionnant magnétiquement, avec encore plus d'assurance et d'énergie, c'est votre imagination seule qui, frappée dans votre état naturel de tous les contes saugrenus qu'on sera venu vous faire des crises de ce petit garçon, vous cause la terreur panique qui vous affecte encore en ce moment.... Soit que mon ton d'autorité lui en eût imposé, soit qu'effectivement j'eusse réparé par ma force magnétique le désordre momentané de son cerveau, toujours est-il qu'après m'avoir laissé la magnétiser comme à mon ordinaire, elle m'avoua qu'en effet chacun venait à chaque instant chez elle lui raconter des particularités de cet enfant, qui la saisissaient d'effroi, et que sa tête, si faible encore, en était dérangée. Peu à peu, je la remis, ou, du moins, je crus l'avoir remise dans une tranquillité parfaite, car elle ne me reparla plus de ses frayeurs pendant les cinq ou six jours que, de concert avec mon aide Ribault, je continuai encore à la magnétiser jusqu'au 14 août, jour de mon départ pour Paris avec le petit Alexandre Hébert.

Je dois ajouter cependant ici une particularité à laquelle je n'avais pas fait d'abord
attention, mais dont je n'ai su que trop tard
les tristes et funestes conséquences; c'est que
la veille de mon départ, étant dans la chambre de la Maréchal (elle étant dans l'état de
veille ordinaire), et le petit Hébert s'amu-
sant devant ses fenêtres, je l'avais forcée de
le regarder, malgré toutes les instances qu'elle
m'avait faites pour que je ne l'y obligeasse
pas ; et comme j'étais parti le lendemain sans
la revoir, je n'en avais pas su davantage.

Le 19 août, dans une lettre que ma femme
m'écrit à Paris, je lis ce qui suit :

« Je suis bien aise que tu sois content du
« petit Alexandre. Ce que tu remarques du
« développement de son intelligence est sûre-
« ment dû au bien que lui procure le magné-
« tisme. Son réveil à Paris a dû être curieux à
« observer ; mais tu sauras que Ribault a eu
« hier au soir une terrible alerte, causée par
« les promenades nocturnes de la Maréchal :
« il était neuf heures et demie, et il ne la
« croyait pas encore endormie, lorsque ma
« femme-de-chambre s'aperçoit que quel-
« qu'un passe devant mes fenêtres. Elle re-

« garde, reconnaît la Maréchal, lui parle, et
« n'en obtient pas de réponse. Comme de-
« puis quelques jours on la savait somnam-
« bule naturelle, Thérèse s'avise d'aller cher-
« cher Ribault, qui court bien vîte après
« elle, et ne l'atteint qu'à la grille du parc,
« où il l'entend crier après Alexandre. Comme
« il ne fallait ni la toucher ni lui parler, il la
« magnétise de loin : au bout d'un petit mo-
« ment, elle lui tend la main, et se trouve en
« parfait rapport avec lui. Dans cet état, il
« la ramène dans sa chambre, où elle a passé
« tranquillement la nuit. Elle avait déjà été à
« la grande porte du tilleul, qui, heureuse-
« ment, s'était trouvée fermée, ainsi que la
« grille ; sans quoi, je ne sais où elle au-
« rait été courir. La nuit d'auparavant, elle
« avait trouvé le moyen d'ouvrir sa porte,
« fermée à la clef, était venue se heurter con-
« tre le petit mur d'appui de la terrasse, s'y
« était fait mal à la hanche, et sa douleur l'y
« avait réveillée, fort affligée, comme tu
« penses bien, de se trouver ainsi seule, en
« pleine nuit, au milieu de la cour. Mais les
« précautions sont prises pour qu'à l'avenir
« elle ne puisse plus ainsi s'échapper. Elle ne
« dit point encore combien de temps cela

« durera. Du reste , ses attaques de gon-
« flemens du vaisseau de sa poitrine se pas-
« sent bien ; c'était aujourd'hui le deuxième
« jour, etc.... »

De la même.

Du 23 août.

« Je suis charmée des bonnes nouvelles
« que tu me donnes d'Alexandre, et de ce
« qu'il ne te cause pas trop d'embarras. Tu ne
« me dis pas s'il croit que sa guérison avance.
« Tout ce que je pourrais dire de lui à la Ma-
« réchal ne servirait à rien ; elle ne veut point
« en entendre parler. Quoique l'on fût hier
« bien averti qu'elle s'échapperait, comme
« elle s'est endormie de fatigue sur son fau-
« teuil, avant l'heure qu'elle avait prévue, elle
« est sortie de la cour, a monté les escaliers
« proche le colombier, et a été courir à la
« bergerie, où, grâces au Ciel, Ribault a pu
« la rattraper, etc... »

Du 25.

« Comment te tires-tu d'affaire avec Alexan-
« dre ? Ne te sera-t-il pas aussi arrivé quelque
« aventure ? Cela m'occupe beaucoup, je
« t'assure, à cause de tous les embarras que

« cela doit te donner, d'autant qu'aux fu-
« reurs et à la folie près, nous avons ici la
« même représentation. La Maréchal, qui
« nous avait promis de ne point s'échapper
« cette nuit, a été si troublée de ce qui lui
« est arrivé la nuit dernière, qu'elle est sor-
« tie, toute endormie, par sa fenêtre, a
« monté sur le haut des carrières, et y a été
« réveillée par un coup qu'elle s'est donné à la
« tête contre un cerisier. Tu juges de sa tris-
« tesse et de son effroi, lorsqu'elle s'est trou-
« vée renversée à terre et pleine de sang.
« Revenue au petit château, et en trouvant
« la porte fermée, elle a été à sa fenêtre,
« qu'elle a vue ouverte, et c'est par là qu'elle
« est rentrée. La pauvre créature n'a plus un
« moment de tranquillité : comme elle s'en-
« dort souvent de fatigue, à différentes heures
« de la nuit et du jour, on ne peut assez la
« guetter pour lui éviter de courir des dan-
« gers ; ce n'est que lorsque l'heure de son
« sommeil est prévue par elle, que Ribault
« la peut empêcher de sortir de son lit ; car
« c'est tout comme le petit ; sitôt que le som-
« meil la surprend, elle s'échappe, et se
« croyant poursuivie par lui, elle court com-
« me une folle, pour l'éviter, jusqu'à ce que le

« froid ou quelque obstacle la réveillent. Nous
« avions pris la précaution, hier au soir, de
« bien barricader la fenêtre de sa chambre ;
« mais elle a dit ce matin à Ribault, lorsqu'il
« l'a eu mise en crise, que la peur de s'endor-
« mir l'avait fait se tenir debout, et éveillée,
« toute la nuit ; que, de fatigue, elle s'endor-
« mirait à trois heures après midi ; et comme
« pareille aventure lui arriverait, il pourra
« au moins l'en garantir cette fois en la ma-
« gnétisant à temps. »

Du 26.

« Encore un mot, pour te parler de la
« Maréchal. Elle dit que ses crises de som-
« nambulisme ne se passeront que lorsque,
« dans son état magnétique, elle aura vu le
« petit, ce qui, dit-elle, lui causera d'abord
« une grande révolution, mais enfin termi-
« nera toute chose. Elle attribue tout ce
« qu'elle éprouve à ce que toi et moi l'avons
« forcée de le voir. Elle redoute ton arrivée,
« parce qu'elle sent que tu es mécontent
« d'elle ; néanmoins, elle assure et promet
« que tout se passera bien. »

De retour à Busancy, de Paris, le 29 août,

j'ai trouvé que, malgré son sommeil continuellement troublé, ses promenades nocturnes, et le chagrin que devait lui causer tant
de désordre et de dérangement en elle, la
femme Maréchal n'en avait pas moins repris
ses forces et toute l'apparence d'une bonne
santé. Son appétit, après une dernière médecine qu'elle s'était ordonnée, était même revenu, et aucune trace ni faiblesse d'aucun de
ses organes ne lui restaient des deux maladies qu'elle avait essuyées. Son cerveau seul
restait affecté, et c'est une chose digne de
remarque, et dont j'ai eu souvent à faire l'observation, que ces sortes de maux ne dérangent jamais le cours des fonctions ordinaires de la vie animale.

Lorsque, sur les sept à huit heures du
soir, je l'ai eu mise, de concert avec Ribault,
dans l'état de somnambulisme magnétique,
elle m'a répété ce qu'elle avait déjà dit à madame de Puys.... ; savoir : que la tranquillité de
ses nuits ne reviendrait qu'après qu'elle aurait
vu dans l'état magnétique le petit Hébert ; mais
qu'il fallait pour tuer son mal (ce sont ses expressions) que, pendant cinq jours, en même
temps, Ribault et moi la magnétisassions au
moment que le sommeil la prendrait. Lors-

qu'elle a su qu'il fallait absolument que dès le surlendemain je repartisse pour Laon, cette pauvre femme s'est désolée de ce contre-temps, qui allait, a-t-elle dit, empirer son mal, et le rendre bien plus difficile à guérir. Il vaut mieux me laisser, disait-elle en pleurant, ne plus me toucher du tout. Ah ! mon Dieu, que je suis malheureuse! (Et elle sanglottait à faire pitié.) — Rassurez-vous, lui ai-je dit, peut-être ne resterai-je absent que cinq à six jours. Ribault, pendant ce temps, aura soin de vous, veillera à ce que rien de fâcheux ne vous arrive. — Ah ; si ce n'était que pour quelques jours, à la bonne heure encore ; mais si vous tardiez long-temps à revenir, je serais une femme perdue! —Voulez-vous que je vous fasse voir Alexandre, pendant les deux jours que je vais rester ici ? — Oh! gardez-vous en bien, cela ne ferait qu'augmenter mon mal; tâchez de faire en sorte, au contraire, que je ne le rencontre pas, et que sur-tout personne ne m'en parle. Sans avoir pu ni la consoler, ni la calmer, il m'a bien fallu lui ouvrir enfin les yeux. On ne peut se faire une idée de l'épouvante qu'elle a du petit Hébert. En s'éveillant, lorsque de l'état magnétique elle rentre dans l'état naturel, elle fait un soubresaut sur sa chaise, jette un cri d'effroi, et tourne de tous côtés la tête, comme pour s'en garantir et l'éviter.

Hier, 30 août, telles précautions que j'ai prises, je n'ai pu empêcher que la Maréchal n'ait vu le petit Hébert, et que par conséquent elle n'en ait encore reçu de funestes influences. Néanmoins, grâces à notre surveillance, et moyennant la réunion de nos deux forces magnétiques, nous avons pu, Ribault et moi, l'arrêter, ces deux nuits, dans son lit, au moment où, dans son premier sommeil, elle se disposait à fuir la fantastique image dont ses esprits sont abusés.

Je suis parti de Busancy, le 31 août, avec l'ame fort péniblement affectée, comme on peut le croire, de la triste situation dans laquelle j'y laissais la malheureuse Agnès. J'avais bien eu le désir et la pensée de l'emmener avec moi à Laon ; mais, outre toutes les difficultés qui naturellement s'opposaient à l'exécution de ce projet, il y en avait une d'un autre genre, qu'il m'était impossible d'applanir : c'était la nécessité, selon son dire somnambulique, du concours du magnétisme de Ribault avec le mien, pour opérer son entier rétablissement.

Pendant les quatorze jours que j'ai passés à Laon, j'ai su que la Maréchal n'avait pas eu une seule nuit paisible, mais que, grâces aux soins de Ribault, elle ne s'était échappée de son lit que deux fois à son insu.

Voici ce que ma femme m'écrivait le 6 de septembre :

« Si cela continue à se passer comme de-
« puis ton départ, il y a moins à redouter,
« parce que s'endormant tous les soirs de
« bonne heure, Ribault, qui en sait toujours
« d'avance le moment, la guette, la magné-
« tise, et lui rend la tranquillité pour le reste
« de la nuit, etc.... »

Revenu pour tout-à-fait à Busancy, le 14 août, j'ai magnétisé, dès le soir même, Agnès, et l'ai, conjointement avec Ribault, empêché de sortir de son lit, à l'instant de son premier sommeil.

Voici comme, d'après son indication, nous devons nous y prendre : De la salle qui précède la chambre où elle couche, il faut que nous attendions le moment où, à travers la porte fermée, nous commençons à l'entendre murmurer et s'agiter; alors, sans craindre de la réveiller, nous entrons, et d'abord de loin, l'un au chevet, l'autre au pied de son lit, nous dirigeons mentalement notre magnétique intention sur elle, à l'effet de la contenir et de la calmer. Plusieurs fois elle se lève sur son séant, en chassant avec ses mains le fantôme qui la trouble, prend ses jupons dans l'intention de s'en vêtir; puis, forcée par notre influence, elle les rejette et se recouche. Quand le rapport entre elle et nous est rétabli, elle (toujours en silence) étend le bras, prend la main de celui de nous deux qui se trouve le plus à sa portée, et la pose sur sa tête; par un autre geste, elle indique ensuite le besoin qu'elle a d'avoir la main de l'autre, qu'elle pose de même sur sa poitrine, et c'est ainsi que la pauvre Agnès, sous l'égide de notre bienveillance, se remettant et se rassurant graduellement, finit enfin par se trouver totalement délivrée du tourment de ses noctambuliques illusions; alors elle demande qu'on lui ouvre les yeux, ce qui ne s'opère jamais sans les cris et les soubresauts dont j'ai parlé plus haut : effet purement machinal au reste, à ce qu'il paraît, d'une détente de ses nerfs, car elle n'en a jamais ni la conscience, ni le souvenir, et le reste de sa nuit se passe fort paisiblement.

Dès cette première séance, à dix heures du soir, Agnès m'a demandé à voir le petit Hébert. —Il est à la porte, lui ai-je dit. —Faites-le entrer. Sitôt que, sans lui parler, je l'ai eu mentalement mise en rapport avec cet enfant, elle est tombée dans une syncope, dont la durée a bien été de deux minutes, mais qui, prévenu comme je l'étais, ne m'a nullement inquiété. Revenue de cette faiblesse, elle s'est tournée de son côté, lui a pris la main, et, après un moment de silence, elle a dit : *Pauvre petit, je ne lui en veux pas ! oh ! non, du tout ; ce n'est pas sa faute.* — Il avait aussi grande envie de vous voir, Agnès ; il me l'a dit plusieurs fois dans l'état où vous voilà. — *Je le crois bien ; il doit bien savoir que je ne suis pas fâchée du bien que vous lui faites ; il n'y a que moi qui en souffre.* —Comment, il n'y a que vous qui en souffrez ; que voulez-vous dire ? — Ah ! c'est bon, c'est bon, en voilà assez ; ouvrez-moi les yeux. — Et voulez-vous le voir dans votre état naturel ? — Je le veux bien, pourvu que vous soyez tous deux à côté de moi ; sans quoi, jamais. Son premier mouvement à son réveil, sitôt qu'elle a eu jeté les yeux sur lui, a été, en effet, celui de s'en effrayer ; mais notre présence l'a bien vite rassurée. Elle a passé cette première nuit sans sommeil, mais tranquillement, et sans agitation.

Lorsque, le lendemain, elle était dans l'état magnétique, je lui ai fait voir pour la seconde fois le petit Hébert ; elle a dit, après l'avoir considéré un moment : *Ah! mon Dieu, faut-il donc être bête d'avoir eu peur de si peu de chose!* — Est-ce que vous voyez, lui ai-je demandé l'état de cet enfant ? — *Ah que oui, allez, je le vois bien ; je vous dirai plus tard ce qu'il en est.* Jugeant b.en qu'elle ne voulait pas s'expliquer devant lui, je l'ai fait s'éloigner, et alors, à ma demande, de me dire ce qu'elle pensait de cet enfant, elle m'a répondu : *Ce que j'en ,ense, Monsieur, c'est que vous aurez beau faire, vous ne le guérirez jamais tout-à-fait ; sa tête restera toujours faible ; et comment voulez-vous que cela puisse être autrement ; on n'y remettra pas ce qu'on en a ôté ; il sera toujours en danger de perdre un moment l'esprit à la moindre contrariété qu'il aura*, etc.

Depuis la nuit du lundi, 14, jusqu'à celle incluse du samedi au dimanche suivant, la Maréchal les a toutes passées dans un état presque continuel d'effroi, d'insomnie et de somnambulisme déréglé ; le petit Alexandre, qu'elle voyait volontiers pendant ses sommeilles magnétiques, a toujours été pour elle, lorsque de près ou de loin elle l'apercevait dans son état naturel, un objet de terreur et d'épouvante ; entre autres promenades noctambuliques qu'il nous a été impossible de prévenir et de lui éviter, parce que de fatigue elle s'endormait souvent avant l'heure où communément elle allait se coucher, il lui est arrivé, mardi soir, d'aller, à près d'un demi-quart de lieue du château, se jeter dans un assez large et profond ruisseau, coulant au milieu des prés, et conduisant de l'eau au moulin de Busancy ; il y avait déjà près de deux heures que je la cherchais, et la faisais chercher de tous côtés, quand, à près de dix heures du soir, étant allé pour la troisième fois à sa maison, dans le village, je l'ai enfin entendu à travers de sa porte, pleurer et se lamenter. Eh! ma pauvre Agnès, qu'avez-vous donc, lui ai-je demandé, et qu'êtes-vous devenue depuis deux heures que nous vous cherchions par-tout ? — Ah! Monsieur, que je suis malheureuse! me répond-elle en sanglottant; je viens de penser me noyer. Je l'oblige de m'ouvrir sa porte, et je la vois en effet dans l'état le plus déplorable, et venant

de se débarrasser de ses hardes mouillées ;
toute grelottante encore de froid ; je la ramène bien vîte au château, fais allumer un
grand feu à la cuisine, et l'y fait s'y rechauffer ; là, bien vîte, je la magnétise, et sitôt
qu'elle est endormie, je lui demande tous les
détails de l'accident qui lui est arrivé. — Je
me suis assise sur mon fauteuil, me dit-elle,
en rentrant, à huit heures du soir, au petit
château ; aussitôt le sommeil m'a surprise, et,
comme une folle, alors je suis partie sans savoir où j'allais ; ce n'a été que la fraîcheur de
l'eau qui m'a réveillée ; jugez de la frayeur que
j'ai eue en me voyant, dans l'état où j'étais, au
milieu des prés, et obligée de revenir toute
seule avec mes hardes toutes trempées.—Et
n'avez-vous pas besoin de prendre quelque
chose pour calmer votre saisissement ; voulez-vous un bouillon ? — Non, non, pas de
bouillon, un grand verre de bon vin bien
chaud, avec beaucoup de sucre. — Après
l'avoir bu avec avidité ; elle s'est en effet
trouvé fort calmée ; puis, après être restée
encore un quart-d'heure à-peu-près en sommeil magnétique, et m'avoir bien assuré qu'il
ne lui arriverait plus rien de la nuit, je l'ai
laissé aller se coucher.

(95)

La Maréchal, à cause de plusieurs coups qu'elle s'était donnés à la tête, et pour s'éviter un dépôt qu'elle avait vu prêt à s'y former, s'était ordonné depuis quelques jours une saignée pour aujourd'hui ; en conséquence de quoi, et sans que j'aie eu la précaution de lui demander hier soir, après son accident nocturne, si cette saignée pourrait toujours avoir lieu, elle est allé ce matin à Soissons se la faire faire ; ce n'est que le soir, dans l'état magnétique, qu'elle m'a dit avoir eu tort, et qu'il aurait fallu la différer ; que son sang, encore saisi par l'évènement de la veille, n'avait pu s'écouler assez abondamment, et que le chirurgien, surpris d'un tel effet, en avait même présumé la cause ; pour remédier à ce nouvel et fâcheux incident, elle s'est ordonné de mettre plusieurs jours de suite les pieds dans l'eau, pendant trois quarts-d'heure, et de boire deux tasses, matin et soir, d'une infusion de tilleul avec dix gouttes de vulnéraire (herbes), ce que je vais lui faire observer régulièrement.

Samedi. 19.

A dix heures du soir, la Maréchal a eu son dernier accès, prévu par elle, de somnambulisme déréglé; nous nous étions rendus un peu trop tard à notre porte d'attente ordinaire, de sorte qu'elle était même déjà à trente pas de la maison, quand, au clair de la lune, heureusement, je l'ai pu distinguer; ramenée dans sa chambre, je l'ai fait se recoucher, afin qu'à son réveil elle ne s'aperçût pas qu'elle avait rêvé : voici ce qu'elle nous a dit avant de sortir de l'état magnétique :

—Mon état changera demain; ce ne sera plus la nuit que je m'échapperai, mais c'est dans le jour que je voudrai toujours aller et courir de côtés et d'autres; je vais être plusieurs jours comme une imbécille; je ne saurai ni ce que je dirai, ni ce que je ferai; je n'aurai la mémoire ni le souvenir de rien; et si vous ne veillez pas continuellement sur moi, je disparaîtrai souvent sans que vous puissiez savoir où je serai allée.

Comme ses attaques nerveuses, causées par l'engorgement de son sang dans le vaisseau qu'elle a eu précédemment rompu dans sa poitrine, doivent commencer à se manifester lundi, 21, à sept heures du soir ; ce va être encore pour nous, pendant cinq jours, une augmentation de sollicitude et d'embarras ; car le dérangement de son cerveau n'est qu'un accident qui, je l'espère, ne sera que passager, tandis que si par inadvertance de notre part, ou négligence, elle n'était pas secourue au moment où la crise du gonflement de son vaisseau lui prend, sa vie, artificiellement conservée par moi, depuis plus de cinq ans, serait bientôt détruite.

Mardi, 22.

Il serait trop long et trop fastidieux de détailler toutes les scènes de niaiserie, de désordre moral et d'imbécillité que nous a offertes la femme Maréchal depuis dimanche, 20, jusqu'à ce soir, mardi, 22, inclusivement ; que l'on s'imagine une simple d'esprit, à laquelle on eût inutilement tenté de faire entendre un mot de raison, et qu'il était impossible en même temps de fixer un seul instant en place ; quatre ou cinq fois par jour cette femme nous échappait comme par enchantement ; on eût dit qu'un lutin malfaisant

BIBLIOTHÈQUE ROYALE

7

combattait astucieusement en elle tous les moyens employés pour opérer sa tranquillité. Il m'a fallu plusieurs fois l'aller chercher dans les prés, dans les champs, de côtés et d'autres, pendant des heures entières ; lorsqu'enfin je la rencontrais, elle me disait, avec l'accent de la sottise : *Tiens, vous voilà ! C'est merveille de vous voir ; que venez-vous faire ici ? Je n'ai pas besoin de vous, laissez-moi tranquille, allez-vous en...* Ce n'était ni par des paroles, ni des instances, encore moins par des remontrances ou des raisonnemens, que je pouvais la ramener à la maison, puisque son état d'idiotisme lui ôtait entièrement la faculté de me comprendre ; mais, ainsi que j'en usais à l'égard du petit Hébert, dans ses crises semblables de démence et de folie, je la magnétisais de loin sans mot dire ; alors elle s'arrêtait tout court, frottait ses yeux, et entrait dans le paisible somnambulisme magnétique ; récupérant aussitôt, dans cet état, toute la conscience de son être et la lucidité de ses esprits, elle me demandait pardon de toutes les peines qu'elle m'occasionnait, me témoignait son chagrin de ne pouvoir me les éviter, et, par de nouveaux renseignemens sur sa triste situation, et de nouveaux conseils sur la manière de m'y prendre et de me conduire à son égard, elle me donnait, avec l'espoir de parvenir à la rétablir, un nouvel aliment de courage et de persévérance à lui rendre des soins.

C'est dans un de ces momens lucides que j'ai su, par elle, que ce soir, à six heures, elle commencerait à marcher, et que la fatigue seule l'obligerait à s'arrêter ; qu'il ne nous faudrait pas la perdre un moment de vue, parce que, soit par les portes ou par-dessus les murs, elle tenterait tous les moyens de nous échapper. En conséquence de cette indication, Ribault et moi l'avons alternativement accompagnée dans les allées du parc, pendant trois heures entières. A un endroit entre nous convenus, où nous la ramenions sans qu'elle s'en aperçût, nous nous relévions de temps en temps, afin de ne pas nous excéder : de même qu'Alexandre, lors de ses premiers accès de démence au presbytère avec le maître d'école, il ne fallait ni lui parler, ni lui répondre, mais seulement l'arrêter par le bras lorsqu'elle tentait de monter sur un mur afin de le franchir ; comme la crise du gonflement de son vaisseau lui avait pris à sept heures, il avait bien fallu cependant qu'elle demeurât assise sur un banc durant le quart-d'heure de sa durée; mais aussitôt terminée, elle s'était remise à courir de plus belle.

Pendant trois heures entières, à l'exception du temps très-court qu'a duré son attaque de poitrine, cette pauvre femme n'a donc pas cessé de marcher; il était près de neuf heures lorsque, ralentissant graduellement ses pas, elle s'est enfin assise, et je l'ai magnétisée; sa première parole, aussitôt qu'elle a été dans l'état magnétique, a été de me dire, en mettant sa main sur la mienne : *Monsieur, je vous demande pardon; que de peines je vous donne; ah! si je savais cela dans mon état naturel, j'en aurais bien du chagrin!* — Puisque cette crise était nécessaire, lui ai-je dit, Agnès, et qu'elle s'est bien passée, n'y pensons plus. — Oui, il la fallait absolument pour *tuer* le mal; j'aurai bien encore pendant quelque temps des absences d'esprit, mais les accès n'en seront ni si longs, ni si violens. — Vous m'en direz les momens d'avance, et nous les dissiperons.

— Il faudra me laisser seule le moins que vous pourrez, parce qu'à partir de jeudi, je vais commencer à m'apercevoir de la faiblesse de ma tête, et de la perte de ma mémoire, et je me désolerais si rien ne me forçait à me contraindre.

Vendredi, 25.

Alexandre, depuis les adieux qu'il m'avait faits dimanche dernier, était resté chez son père à Soissons, et s'y était bien porté; mais, soit que la reconnaissance qu'il conservait de mes soins lui donnât le désir de me revoir, soit que ce fût simplement l'effet du besoin qu'il avait de courir et de se dissiper, il était revenu à Busancy mercredi soir; et dans l'état magnétique, où je l'avais mis aussi promptement qu'auparavant, il m'avait confirmé sa guérison. Il a passé la nuit au château, et presque toute la journée d'hier avec le menuisier, dans l'atelier duquel il a scié et raboté assez adroîtement pour me faire préjuger qu'il pourra utilement un jour embrasser cet état.

Cependant la femme Maréchal n'était point hier venu dîner à l'office avec lui, et sur ce que, le soir, après l'avoir endormie, je lui en avais demandé la raison, elle m'avait répondu qu'il ne fallait pas que je fisse attention à cela, qu'elle pouvait bien rester dans sa chambre lorsque le petit, qui avait tant de plaisir à me revoir, viendrait à Busancy; qu'elle serait bien fâchée de l'en empêcher, etc... —

Expliquez-vous, Agnès; est-ce que la vue de cet enfant vous fait encore mal?—Je n'ai rien à vous dire là-dessus; qu'il vienne ici tant qu'il voudra, je n'ai que faire à lui, ni lui à moi; nous pouvons bien rester chacun de notre côté; et sans pouvoir, ou plutôt sans m'être donné la peine d'en obtenir de meilleures réponses, je l'avais réveillée.

Ce matin, tourmenté par ce que la Maréchal m'avait dit, ou plutôt donné à soupçonner hier, de l'effet que lui avait causé la vue d'Alexandre, j'ai fait repartir ce dernier pour Soissons, et suis ensuite allé chez elle; je l'ai trouvée tristement assise dans son fauteuil, et dans une agitation concentrée qui m'a inquiété; elle ne savait, m'a-t-elle dit, ce qu'elle avait pour trembler, comme elle le faisait, de tout son corps; bien vite je la magnétise, et j'apprends d'elle enfin, que l'effroi qui s'est emparé d'elle en revoyant Alexandre, a renouvelé ses maux, et qu'à une heure elle aura une attaque de nerfs. — Eh! mais comment se fait-il donc, Agnès, que cet enfant vous cause encore tant de frayeur? — Laissez-moi, Monsieur, ne me touchez plus; que voulez-vous, il en arrivera ce qui pourra. — Allons, encore du découragement; ce n'est pas bien, Agnès ; dès-lors que ce n'est ni de votre faute, ni de la mienne, que ce nouvel accident vous arrive, croyez qu'il se passera comme les autres ; soyez tranquille. — Ah, mon Dieu ! que je suis malheureuse ; ce petit qui se fait une fête de me voir, moi qui voudrais bien aussi lui parler ; et cela m'est impossible ; du moment que je l'aperçois, tout mon sang se trouble. — Vous aviez cependant dit à ma femme, qu'après l'avoir vu, votre guérison ne serait, après cela, que l'affaire de cinq jours ? — Eh bien ! au bout de cinq jours, n'ai-je pas cessé d'être dérangée la nuit ? — C'est vrai ; mais enfin, puisque vous voilà souffrante, c'est donc que vous n'étiez pas bien guérie ? — Ma tête seule était restée faible ; en ne le revoyant pas dans mon état naturel, peu-à-peu elle se serait remise ; et comment, après tout ce que j'ai éprouvé, aurais-je pu être mieux que je n'étais hier ?....

Sans pouvoir apaiser son tremblement, qui ne se passera, m'a-t-elle dit, qu'après la crise d'une heure, je lui ai ouvert les yeux. Ce qui diminue la gravité de ses maux, uniquement nerveux aujourd'hui, c'est que la pauvre femme, dans l'état de veille, n'a pas la moindre idée de sa cruelle situation ; le dérangement

de son cerveau lui ôte même tellement la faculté de la mémoire, qu'elle ne se rappelle
pas du matin au soir des choses les plus ordinaires de la vie. Hier, elle m'a donné, dans
l'état magnétique, la clef de son armoire,
parce que, m'a-t-elle dit, elle allait y fouiller
sans cesse sans se ressouvenir, après l'avoir
ouverte, de ce qu'elle y avait voulu chercher.

Sa crise d'une heure a été forte sans être
violente ; ce sont des extensions nerveuses
qui ne durent que deux minutes, et que je
maîtrise facilement en la contenant sur une
chaise, entre mes bras.

Dimanche, 28.

Le petit étourdi d'Alexandre est encore
venu me voir hier, et ne s'est en retourné
que ce matin, ce qui indubitablement aura
fait mal encore à la pauvre Maréchal. Ce
petit garçon voudrait ne pas rester chez ses
parens à Soissons, parce que, m'a-t-il dit
dans l'état magnétique, il y est trop renfermé
et trop exposé à recevoir des impressions
qui le dérangent. Comme on m'avait rapporté
qu'il avait souvent des altercations avec ses
petites sœurs, je lui en ai demandé la raison.

— Je vous ai dit, m'a-t-il répondu, qu'il me fallait être tranquille et libre au grand air pendant plus d'un grand mois. Chez nous, on me contrarie toujours ; la moindre chose que je fais de mal, papa me gronde, alors ma tête décampe, et je ne sais plus ce que je dis. — Vous n'êtes donc pas guéri, si vous refaites encore des folies ? — Je suis guéri de mes attaques de frénésie, mais j'aurai toujours la tête faible ; je vous l'ai dit ; et si pendant cinq à six semaines on ne me laisse pas tranquille, elle ne se fortifiera pas autant qu'elle peut l'être.

Lundi, 20

J'ai été à Soissons aujourd'hui, et j'ai fort pressé Monsieur et Madame Hébert d'envoyer leur enfant à la campagne, de manière à ce qu'il soit éloigné pendant quelque temps de tous ceux qui, vu la crainte qu'il leur inspire encore, ou seulement le souvenir qu'ils conservent de ses accidens passés, lui causent (tant est grande sa mobilité nerveuse) des impressions défavorables au retour de sa santé. Ils m'ont promis qu'ils l'enverraient chez son grand oncle, à Blerancourt. Songez, leur ai-je dit, qu'il en est de son ordonnance d'être envoyé un mois à la campagne, comme de toute espèce de remèdes ou autres moyens qu'il se serait prescrits, et que ne pas se soumettre à son lucide instinct somnambulique, serait agir en sens contraire au désir que vous avez de le voir aussi bien rétabli qu'il peut l'être.

Mardi, 30.

La pauvre Agnès a eu son attaque de nerfs hier et aujourd'hui, à une heure ; demain elle lui prendra à une heure et demie, et c'est ainsi que successivement elle se décrochera (*c'est son expression*) ; mais elle ne veut pas me dire encore combien de temps elle durera. Quel nouveau tourment cette pauvre femme me cause ! sa tristesse profonde et son état précaire et momentané de raison, sont un spectacle vraiment pénible et déchirant pour moi ; cependant il ne faut ni perdre patience ni me décourager ; car de ma tranquillité morale seule et de ma persévérance à la soigner, dépend le rétablissement de l'organe de son cerveau ; puisse le petit Alexandre aller bientôt loin d'ici, se rétablir lui-même, et ne plus être pour elle un continuel sujet de désordre et d'aliénation !

Mercredi, 31.

Ayant su que, malgré mes instances, M. Hébert le père ne pouvait se décider à envoyer son fils chez son oncle, à Blérancourt, par la crainte, disait-il, que cet enfant, dont la tête est encore faible, n'y fît quelques extravagances, je lui ai écrit, ce matin, une lettre pressante, que je termine ainsi :

Ayez donc confiance en moi, Monsieur, et croyez à la parole que je vous donne, qu'Alexandre sera sage et bien portant à Blérancourt, et que son grand oncle n'aura nul sujet de se plaindre de lui, etc.

Dans un troisième et dernier écrit, j'annoncerai, j'espère, la guérison complète (autant du moins qu'elle pourra l'être) du petit Hébert; et quoique j'aie encore, je le prévois, bien des contrariétés à essuyer, et bien des difficultés à vaincre avant d'arriver au même résultat à l'égard de la pauvre Agnès Burguet, je n'en espère pas moins, à force de patience, de persévérance et de temps, pouvoir annoncer la sienne en même temps que celle de l'enfant, cause innocente de tous ses maux.

Mais que de peines et de soins exige le

traitement de semblables maladies, et que toutes les difficultés sans nombre qu'il me faut vaincre pour amener à bien mon entreprise, doivent servir de leçon aux magnétiseurs à venir, pour les éloigner d'entreprendre jamais à-la-fois, ou du moins sous le même toit, de traiter plusieurs malades attaqués de maux uniquement nerveux! ce sont, je n'en doute pas, tous les accidens résultans nécessairement de leur communication, qui, lorsque Mesmer nous apporta sa doctrine en France, durent le plus contribuer à la décrier. Eh! comment nous étonner aujourd'hui, et pouvoir même reprocher aux premiers observateurs des phénomènes de l'aimant animal, de ne les avoir attribués qu'à l'imitation résultante de l'imagination frappée des convulsionnaires entourant les baquets mesmériens, comme l'était autrefois celle des convulsionnaires entourant le tombeau du diacre Pâris, lorsque la pauvre Maréchal, qui, certes, n'a jamais été témoin, ni de près, ni de loin, d'aucune des attaques convulsives du petit Hébert, n'en éprouve pas moins (à l'exception cependant de la rage et de la frénésie) tous les mêmes accidens et tous les mêmes maux nerveux? Cet exemple,

en démontrant l'erreur de ces premiers observateurs, n'en est-il pas en même temps
l'excuse et la justification ?

La pression par les mains des magnétiseurs de quelques organes ou viscères sensibles des magnétisés, que les commissaires
nommés par le roi pour examiner la doctrine de Mesmer, avaient encore soupçon-
née être la cause des effets produits par le
magnétisme, s'anéantit de même par mes
dernières expériences, puisqu'ainsi qu'on a
pu le remarquer dans le cours de ce journal,
je n'ai non-seulement jamais touché le
petit Hébert, ni la femme Maréchal, mais
que, la plupart du temps, ce n'a même été
que de loin ou pendant leur sommeil naturel,
que j'ai opéré sur eux les effets les plus victorieux et les plus satisfaisans.

La reconnaissance une fois faite d'un aimant
dans l'homme, tous les phénomènes physiologiques résultans de l'influence et de l'action
de cet aimant, sont expliqués. Je pourrai,
j'espère, en terminant ce journal, donner de
nouvelles preuves de son existence, par la
similitude que j'offrirai de ses visibles effets
avec ceux de l'aimant minéral.

ERRATA DU PREMIER NUMÉRO.

AVANT-PROPOS.

Page iij, lig. 3, que ce soient été, etc., retranchez été, et lisez,
  que ce soient.

  v,   9, de telle importance, *lisez*, de quelque importance.

TEXTE.

  20,   *après la deuxième ligne, mettez en titre :* le 24 ;
  et à la ligne 3, au lieu de prévenir le 24, lisez :
  prévenir le 23.

Id.   5, *au lieu de* Godel, *lisez*, Godelle.

23,   21, *après ces mots :* unpurgatif, *ajoutez*, pro-
  posable.

30,   *au lieu de* mercredi, 5 août, *lis.*, mardi, 4 août.

Id.   16, *au lieu de* lundi, *lisez*, hier.

38,   19, *mettez au commencement de l'alinéa,* ce
  matin à huit heures, etc., *et retranchez à la*
  fin de la ligne, hier mardi.

39,   7, *après ces mots :* au pied du mien, *recommencez*
  un autre article avec le titre du mercredi, *et*
  commencez - le par ces mots : Alexandre a
  dormi fort profondément toute la nuit.

70,   7, *ainsi que* Schwedenborg, *lisez*, ainsi qu'à, *etc.*

7,   24, à Franconi, *lisez*, au spectacle de Franconi.

BIBLIOTHÈQUE ROYALE

IDÉES

QUE L'ON PEUT SE FAIRE

DE L'AIMANT ANIMAL

ET

DU MAGNÉTISME DE L'HOMME.

Les hommes, observateurs des phénomènes de la nature, ayant de tous temps inventé des théories explicatives de ces phénomènes, et les écoles des sciences les ayant successivement reçues comme bases de leurs enseignemens, il est tout simple qu'une découverte qui ne se rallie à aucune de ces théories, ne trouve aucun esprit disposé à l'adopter. C'est un hôte indiscret, dont la venue surprend, dont la présence importune, et dont, pour son repos, on voudrait être débarrassé.

A la difficulté de persuader les hommes de la réalité d'un fait dont il n'ont nulle idée, se joint encore celle de ne pouvoir logiquement leur en faire présumer la possibilité; car avec des mots dont on s'est long-temps servi pour désigner d'anciennes notions ou pour expri-

mer d'anciennes idées, il est toujours presqu'impossible d'en expliquer ou d'en désigner
de nouvelles.

On ne se trouverait pas dans un pareil
embarras à l'avènement d'un fait nouveau
dans le monde, s'il en était des sciences physiques proprement dites, comme il en est des
mathématiques, dont les bases sont invariables et fixées ; car alors il suffirait, comme
dans cette dernière science, de prouver que
le fait annoncé ne se rallie point aux bases
arrêtées, pour décider affirmativement qu'il
ne peut exister. Mais en physique, dis-je, il
n'en est ni ne peut jamais en être ainsi, et
cela par la raison que l'édifice de cette science
ne repose que sur des hypothèses, lesquelles,
suffisantes peut-être pour nous expliquer,
tant bien que mal, les faits déjà connus, ne
peuvent et ne devront jamais pouvoir servir
à nous rendre raison de ceux qui viendront
successivement à se découvrir. Loin donc
d'espérer qu'à l'aide de nos systèmes et de
nos théories actuelles, on puisse jamais démontrer la réalité, ni même la possibilité
d'un magnétisme dans l'homme, j'ose avancer
que ce magnétisme au contraire (lorsque le
temps en aura sanctionné l'existence), obli-

gera les savans physiciens et autres à rectifier, ou même à changer quantité de notions qu'ils avaient adoptées avant de le reconnaître.

Un homme, aussi distingué qu'exercé dans la république des lettres, en même temps que fort incrédule au magnétisme de l'homme, étant venu chez moi l'hiver de 1811 à 1812, me disait en voyant trois malades (hommes) que je venais de faire entrer devant lui dans le paisible sommeil magnétique :

« L'effort le plus grand pour moi, Mon-
« sieur, n'est pas de croire à vos expériences;
« car je n'ai, certes, pas la prétention ni la
« présomption de tout savoir; mais c'est d'a-
« voir beaucoup à décroire, si tout ce que je
« vois dans ce moment est réel. »

Ce sont toujours, en effet, les conséquences d'un fait bien plus que le fait lui-même, qui nous portent à en nier la réalité. Mais que prouvent ces sortes d'exclamations, sinon que la plupart de nos croyances ne sont que des adoptions d'opinions, et nullement des persuasions ; car enfin ce que l'on croit bien, on le croira toujours, et l'on ne craint de décroire que ce que l'on n'a jamais bien cru.

Il fait jour en plein midi, et le soleil est la cause de ce phénomène, sont, par exemple, ce que j'appelle des vérités servant de bases à des croyances imperturbables : tandis que le soleil, corps incandescent ou lumineux par lui-même, un fluide ou des molécules lumière, etc., ne sont que des hypothèses, lesquelles, adoptées par les uns et rejetées par les autres, seront toujours en danger d'être décrues à l'avènement d'un fait ou d'un phénomène qui viendront les renverser.

Si le magnétisme de l'homme tendait à infirmer une seule de nos croyances imperturbables, il serait nécessairement une chimère; s'il ne tend au contraire qu'à sapper les fondemens de quelques - unes de nos croyances douteuses, il ne serait pas pour cela sans doute une vérité, mais il n'y aurait rien d'impossible au moins à ce que cela fût.

Parmi le nombre assez considérable de nos croyances fort chancellantes, par la raison qu'elles ne reposent que sur des hypothèses, celles qui dans la sphère des choses physiques proprement dites, où je dois me restreindre, semblent être le plus immédiatement attaquées par le magnétisme de l'homme, sont celles relatives à l'*aimant* et à l'*électricité*.

L'aimant, d'après tous les enseignemens

adoptés dans les écoles de physique actuelles, est un *fluide*, dit-on, composé de
courrans ou entraîné par des courrans.

Or, comme un fluide ne peut se concevoir
autrement que comme une substance quelconque, il s'ensuivrait donc qu'il y aurait
une substance *aimant*, et que tous les phénomènes, soient des barres de fer aimantées,
soient ceux de la boussole, ne seraient dus
qu'à la présence dans ces corps de cette
substance ou de ce fluide *aimant*.

Mais d'abord, je le demande, y a-t-il un
seul homme au monde qui croie à l'existence
d'un fluide *aimant*, comme par exemple un
physicien croit, *à n'en pouvoir jamais douter*,
que lorsque plusieurs billes d'ivoire sont con-
tiguës les unes aux autres, si la première vient
à les frapper, la dernière aussitôt en reçoit
le choc, et la somme du mouvement; ou,
comme les géomètres croient imperturbable-
ment, que les trois angles d'un triangle sont
égaux à deux angles droits.... Si la croyance
des hommes à l'*aimant* fluide ou substance
n'est pas de cette espèce, je ne vois pas alors
quel grand sacrifice ce serait pour eux d'avoir
à la décroire.

Mais quand nous conviendrions avec vous,

diront-ils peut-être, que nous ne croyons pas à un fluide *aimant*, serait-ce une raison pour que nous croyassions le contraire ? le fluide et les courrans *aimant* ne sont que des hypothèses, soit ; mais du moment que ces hypothèses nous servent à expliquer les phénomènes magnétiques que nous connaissons, nous nous y tenons, et nous y tiendrons tant qu'il ne nous en sera pas présentées de plus satisfaisantes.

Ce raisonnement sans doute est fort bon, et d'autant meilleur, qu'il laisse à l'amourpropre tous les faux fuyans les plus favorables à ses satisfactions ; en ne prononçant ni pour ni contre, en ne disant ni oui ni non, on ne risque point de se compromettre, et c'est un parti fort sage à prendre au fait en beaucoup de circonstances ; aussi n'est-ce ni contre ce raisonnement, ni contre l'hypothèse sur laquelle il est fondé que je m'élève, mais seulement je m'étonne et me plains de ce que, d'après des données si incertaines, on se hasarde à prononcer que le magnétisme de l'homme et tous ses phénomènes, ne sont que des illusions de l'imagination de ceux qui en soutiennent la réalité, comme si ces phénomènes ne pouvaient exister qu'autant qu'ils se pourraient expliquer par ou d'après des notions prises ou adoptées sur eux avant d'avoir su, ou seulement soupçonné qu'ils existassent.

Au lieu de tenter inutilement à prouver l'existence d'un magnétisme dans l'homme par des hypothèses, ou à l'aide des notions adoptées sur le magnétisme minéral, ne serait-ce pas du premier de ces magnétismes au contraire qu'il nous faudrait partir pour arriver à nous démontrer les phénomènes du dernier ; car enfin les manifestations opérées dans les corps, doivent être relatives à l'organisation de ces corps, et la prééminence d'un homme sur un morceau de fer, n'en subsiste certainement pas moins lorsque tous deux se trouvent *aimantés*.

L'*aimant*, d'après Mesmer et tous ceux qui, comme moi, tiennent de lui leur *certitude* d'un magnétisme dans l'homme, l'*aimant*, dis-je, est une manifestation particulière de l'universelle attraction de toutes les molécules de la matière entre elles, reconnue et annoncée par Newton.

Le mot *aimant*, comme ceux *densité*, *électricité*, *pesanteur*, etc., n'est qu'un *substantif* de convention adopté pour la facilité de s'entendre, et ne désignant aucune *substance*.

Il n'y a donc pas plus de fluide ou substance *aimant* dans l'univers qu'il n'y a de substance ou de fluide densité, électricité, pesanteur, mais il y a des corps *aimant* ou *aimantés*, comme il y a des corps denses, élastiques, pesans, etc....

Nous n'avions connu ou observé jusqu'à présent l'*aimant* que dans le fer. Depuis trente à trente-cinq ans nous commençons à reconnaitre qu'il existe, ou peut également se manifester dans l'homme.

De même que le ressort magnétique où l'*aimant* est toujours d'autant plus prêt à se manifester dans le fer, selon que le fer est plus pur, autrement dit plus dégagé de toutes les parties hétérogènes à sa nature, nous avons reconnu et observé que le ressort magnétique où l'*aimant* est aussi toujours d'autant plus prêt à se développer dans l'homme, que ce dernier se trouve moins imprégné ou moins modifié par des impressions ou impulsions étrangères, ou hétérogènes à l'essence de son ÊTRE.

Ainsi donc, par exemple, que les mines de Suède, de Norwège, d'Ecosse et de la Laponie, lesquelles donnent à leur extraction 75 à 80 livres de fer pur sur un quintal de roche ferrugineuse, sont plus prêtes de manifester l'*aimant* que celles, par exemple, du Nivernais, dans l'intérieur de la France, lesquelles se trouvant en grains à la surface de la terre, ne donnent que 15 à 20 livres d'un fer encore fort impur sur un quintal de minerai; de même tout homme qui, d'après son caractère et la modération de ses désirs, se sera le plus affranchi de tout ce qui peut altérer l'essence et l'activité de son ÊTRE, sera toujours plus prêt ou plus capable de bien magnétiser.

Il n'y a point de mine d'*aimant*, mais des mines de pierres ou de métal ferrugineux, dans lesquelles le ressort magnétique se trouve naturellement développé, comme il se trouve aussi des hommes, et même des animaux qui passagèrement ou habituellement sont doués de la vertu ou faculté magnétique; ce n'est ni dans un règne ni dans l'autre l'effet de la présence d'un fluide, mais dans le minéral un résultat de l'ordre et de la pureté de ses filières, comme c'est dans l'*animal* un résultat de l'harmonie de son *être*, avec le ton ou le mode de son organisation.

Linstinct dans les animaux, la compassion

dans les hommes et l'attrait du fer aimanté pour le fer qui ne l'est pas, sont des résultats d'une harmonie relative à chacun de ces corps, et ce ne sont que des causes secondes qui, dans les uns comme dans les autres, viennent accidentellement la troubler.

De même qu'un *aimant* fer, ou une pierre d'aimant armée de fer se chargent, selon l'opinion actuelle, de *fluide*, et selon la mienne, augmentent d'intensité ou d'action, par le contact de son analogue, de telle manière qu'un aimant qui n'aura pu soutenir ou enlever aujourd'hui que quatre onces de fer, pourra demain en enlever cinq, et dans quinze jours peut-être huit, si on les ajoute gradativement au premier poids, ainsi l'homme qui, doutant encore de sa faculté magnétique, n'exercera d'abord qu'une faible action magnétisante, en acquerra une d'autant plus forte et plus énergique, qu'il en fera un plus continuel usage, et qu'il se confirmera davantage dans la croyance de ses facultés.

Mais le fer *aimant* dégagé de sa roche, lorsqu'il est libre et mobile sur son pivot, comme est l'aiguille d'une boussole, se tourne fatalement vers le nord, tandis que l'homme *aimant*, dégagé de même de la roche de ses

affections matérielles, n'obéit qu'à l'empire et
à la direction d'une volonté.... Ici toute comparaison cesse, et la physique, autrement dit
la science des faits, doit s'arrêter aux bornes
de ses perceptions.

Mais tous ces aphorismes sur la nature de
l'*aimant*, diront peut-être quelques-uns de
mes lecteurs, ne sont que des assertions
fort gratuites; car enfin, pour les adopter
comme vrais, il faudrait qu'un magnétisme
dans l'homme fût d'abord universellement
reconnu, et c'est ce qui n'est pas; j'en conviens : aussi ne les présentai-je comme ad-
missibles qu'à ceux d'entr'eux seulement qui
se sont convaincus, par leurs propres expériences, de la réalité de ce magnétisme, et
seulement comme probables aux hommes
sensés qui, n'en ayant aucune idée, n'en auraient pas d'avance rejeté la possibilité.

Comme je ne pourrais pas plus parvenir,
au reste, à démontrer à ces derniers l'existence d'un magnétisme dans l'homme, à l'aide
de mes assertions ou notions nouvelles sur la
nature de l'*aimant*, qu'ils ne pourraient réussir
à me prouver, à l'aide de leurs hypothèses,
que ce magnétisme n'existe pas, voyons si,
comme en mathématique, où toutes les véri-

tés découlent d'une même source, nous ne
pourrions pas de même partir ensemble pour
la solution d'un problême de physique d'une
vérité à l'évidence de laquelle nous nous
soyons mutuellement rendus :

Un bâton a deux bouts,

Une chose ne peut pas être et n'être pas
en même temps,

Le contenant a plus de volume et de ca-
pacité que le contenu,

Des effets semblables dérivent d'une même
cause, etc.,

Sont, par exemple, de ces vérités que l'on
nomme *axiomes*, parce que leur énoncé seul
en donne la démonstration.

Eh bien, choisissons le dernier :

*Deux effets semblables dérivent nécessaire-
ment de la même cause.*

Les phénomènes magnétiques-animal sont
semblables aux phénomènes magnétiques-
minéral : donc ils sont des résultats d'une
même cause.

Mais, ainsi que je l'ai, non pas démontré,
mais que je m'en suis convaincu par mon expérience, ce n'est ni à des fluides, ni à des
courans particuliers que je puis attribuer la

cause des phénomènes que je produis ; car
je ne me plonge dans aucun fluide, ne m'im-
bibe d'aucune substance, ni ne me trouve certainement entraîné par rien lorsque je magnétise ; il faut donc, ou que tous les effets
que j'ai produits depuis trente ans n'aient été
qu'illusoires, autrement dit que le magnétisme de l'homme n'existe pas, ou que la
cause de ces effets, dès lors qu'ils sont semblables à ceux du magnétisme minéral, soit
en même temps celle de tous les phénomènes
de ce dernier magnétisme.

Or, quelle est cette cause ? Je dois sûrement la connaître, puisqu'elle est en moi,
que je m'en sers, et que je la mets en jeu ;
d'autres peuvent bien la révoquer en doute,
mais elle n'est certainement point pour moi
une hypothèse : cette cause, c'est l'acte volontaire de ma pensée.

Donc la cause de tous les phénomènes
magnétiques, dans l'univers, est une grande,
éternelle et souveraine pensée.

C'est *Dieu* enfin qui, dans tout, embrasse
tout, et qui, dans l'homme, comme l'homme
est dans lui, rend notre *être*, autrement dit
notre *ame*, encore renfermée dans le temps,
susceptible d'immatériels rapports avec son

principe, et digne de pouvoir s'y réunir dans l'éternité.

Ainsi donc se démontrerait enfin physiquement aux hommes cette grande vérité émise par les premiers pères de l'église :

In ipso vivimus, movemur et sumus,

laquelle, aperçue par tous les sages de l'antiquité, a été si bien rendue par ces deux vers de Virgile, dans son Enéide :

Spiritus intùs alit, totam que infusa per artus
Mens agitat molem, et magno se corpore miscet ;

et qui, lorsque des mathématiciens demandaient au père Malebranche de leur donner une idée de Dieu, lui inspira cette belle réponse :

« *C'est*, leur dit-il, *un cercle dont le centre est partout, et dont la circonférence n'est nulle part ;* »

réponse qui, long-temps inintelligible et mystique pour nous, devient aujourd'hui la plus claire et la plus sublime définition que le génie ait jamais faite de la réalité.

CONTINUATION
DU JOURNAL DU TRAITEMENT
DU JEUNE HÉBERT.

Le 1ᵉʳ octobre 1812.

LE petit Hébert, retourné depuis quelques jours à Soissons, y attendait avec une impatience extrême le moment de partir pour Blerancourt ; son père, alarmé de la faiblesse de sa tête, craignait de l'éloigner de sa mère, à laquelle j'avais remis tous mes pouvoirs magnétiques sur lui. Elle l'endormait en effet tout aussi facilement que moi, et atténuait par ce moyen ses ressentimens passagers de folie.

Ce qui me faisait désirer ardemment l'éloignement du petit Hébert, était le mal affreux qu'il avait fait à la pauvre femme Maréchal, et qui ne pourrait qu'empirer si jamais elle le revoyait.

Le 2.

L'attaque de nerfs d'Agnès, qui avait commencé à lui prendre à une heure après midi,

le 25 du mois dernier, se retardait successivement, et devait s'arrêter et cesser entièrement jeudi prochain 8, à trois heures du
soir, si toutefois rien ne venait à s'y opposer;
en conséquence, j'avais écrit à M. Hébert,
que, quelle que fût sa décision à l'égard de son
fils, je le priais instamment de ne plus le
laisser venir à Busancy.

Le 4.

Mais, soit qu'il n'eût pas attaché assez
d'importance à ma recommandation, soit
qu'Alexandre n'ait eu aucun égard à celle de
son père, ne voilà-t-il pas ce petit étourdi
qui m'arrive ce soir, et que la pauvre Maréchal en est toute bouleversée!

On vient me dire qu'en entrant dans la
cuisine elle avait fait un cri d'effroi en apercevant le petit Hébert, et qu'elle était allé
toute tremblante, se réfugier dans sa chambre. J'y vais sur-le-champ, et la trouve en
effet oppressée, et venant de vomir son dîner; il me fallut cinq à six minutes pour la
calmer avant de la pouvoir faire entrer dans
l'état magnétique, et elle n'y est pas plutôt,
qu'elle me dit en sanglotant de la laisser, et
ne plus à l'avenir la magnétiser, que son état

est affreux et qu'il n'y a plus moyen de l'en tirer. Comme je suis fort aguerri contre ces sortes de découragemens, je n'en éprouvai que de la tristesse et point du tout d'effroi. Puisque ce nouvel accident, dis-je à Agnès, ne provient ni de votre faute, ni de la mienne, je suis bien sûr que nous y pouvons remédier ; il est bien fâcheux pour vous de l'éprouver, sans doute, mais enfin vous l'aviez prévu, si toutefois vous revoyez le petit Hébert ; loin d'en être étonné, je l'eus donc été beaucoup, au contraire, s'il ne fût point arrivé. Allons, puisque ni vous, ni moi n'avons aucun reproche à nous faire, soyons tranquilles et ne nous décourageons pas, etc. Mon discours consolateur suspendit bien ses larmes et ses sanglots, mais non son tremblement de nerfs, et il me fallut la réveiller sans les avoir calmés.

Sur les onze heures du soir, inquiet d'elle, j'allai la revoir. Elle s'était mise au lit, et y avait conservé la même agitation nerveuse où je l'avais laissée. Je lui démandai, sitôt qu'elle fut en crise magnétique, quelle serait la suite de ce cruel accident ; elle refusa de me le dire : tout ce que j'en pus obtenir, est que le lendemain elle m'en instruirait, et qu'en attendant il me fallait la laisser toute la nuit dans l'état magnétique, parce que ne devant pas dormir de la nuit, ses esprits dans cet état, au moins, seraient tranquilles, et que ses nerfs alors se calmeraient.

Le 3.

Le lendemain, après avoir fait partir de très-grand matin le petit Hébert, j'allai retrouver la Maréchal. Sa nuit s'était passée assez paisiblement, le tremblement interne de ses bras n'était presque plus sensible ; elle me remit encore à l'après-midi pour m'instruire de la marche que prendrait ce nouvel accident.

Après son attaque de nerfs de trois heures après-midi, laquelle a été beaucoup plus forte et plus prolongée que les précédentes, elle m'a dit enfin dans l'état magnétique, non sans gémir et se désoler encore, qu'il allait lui revenir deux nouvelles attaques de nerfs, la première à trois heures, et la deuxième à neuf heures du soir. Que celle de trois resterait stationnaire et cesserait au bout de peu de jours, mais que celle de neuf heures ne cesserait que, lorsqu'après s'être *décrochée*, elle serait en rétrogradant arrivée à ne lui prendre qu'à six heures.

Ce qui me fait entrer dans ces détails minutieux, et peut-être très-fastidieux pour la plupart de mes lecteurs, est l'intérêt dont ils doivent être, ce me semble, pour les physiologistes et les médecins observateurs particuliers de l'homme et de tout ce qui tient à l'économie de son organisation. C'est ainsi que dans la relation d'un voyage entrepris pour découvrir de nouvelles îles ou de nouveaux continens, un navigateur croit devoir y insérer toutes les observations nautiques et astronomiques qu'il a pu faire dans sa traversée, au risque d'ennuyer beaucoup tous ceux qui n'y recherchent que la description des sites et des pays qu'il a parcourus, et l'historique des mœurs et des usages des peuples au milieu desquels il a vécu.

J'ajouterai donc encore, à l'occasion des nouvelles attaques de nerfs de la femme Maréchal, une particularité que les médecins priseront sans doute, soit qu'ils en aient déjà fait l'observation, soit qu'elle soit pour eux encore à faire, c'est que ces nouvelles attaques auront leur cours indépendamment des anciennes, de telle sorte que celles-ci

continueront et cesseront aux heures précédemment annoncées, comme s'il ne s'en fût
pas manifesté de nouvelles.

Le 4.

J'ai appris aujourd'hui que le départ d'A-
lexandre, pour Blerancourt, est enfin décidé, et que sa mère doit le conduire elle-
même demain chez son oncle.

Le 5.

M. Hébert le père est venu me confirmer
aujourd'hui le départ de son fils ; le changement heureux qu'il a remarqué s'être opéré
en lui depuis deux jours, le tranquillise beaucoup. Vous savez, Monsieur, m'a-t-il dit,
que sa mère était souvent obligée de lui remettre la tête en le magnétisant, et cela cinq
à six fois par jour ; eh bien, depuis qu'elle
et moi, d'après vos instances, avons pris la
résolution définitive de l'envoyer à Blerancourt, cet enfant, sans que nous le lui ayons
dit, est devenu sage et obéissant à ne plus le
reconnaître, et depuis lors sa mère n'a pas
eu une seule occasion de s'en inquiéter, ni
par conséquent de le magnétiser. Je ne puis
concevoir, m'ajouta-t-il, qu'un si subit et si

heureux changement dans cet enfant, ait été l'effet d'une aussi simple cause.

Ce fait est très-remarquable, et j'ai eu souvent l'occasion d'en observer de semblables. En effet, cet enfant dont la susceptibilité nerveuse est extrême, devait nécessairement et involontairement ressentir l'action de la pensée de ses parens, tant que ces derniers ne ratifiaient pas intérieurement les promesses qu'ils lui faisaient verbalément de l'envoyer à Blerancourt ; il devait donc être mal à l'aise et tourmenté, et du moment que leur volonté est devenue favorable à ses désirs, il était tout simple qu'il n'éprouvât plus que du bien-être et de la satisfaction.

Ce fait ne serait-il pas la preuve physiquement offerte enfin aux hommes, de l'existence réelle de ces sympathies et antipathies, lesquelles, faute d'en avoir pu entrevoir ou démêler la cause, ont toujours été mises sur le compte de la prévention ou de l'imagination ? Que sont ces sensations internes de plaisance ou de déplaisance, que, sans pouvoir nous en rendre compte, nous éprouvons quelquefois à la vue ou en présence de certaines personnes, sinon l'effet très-physique de l'impulsion que fait leur disposition morale à notre égard sur nos esprits animaux plus ou moins avides ou disposés à la recevoir?

Tous les hommes, heureusement, ne se trouvent point habituellement dans un état de susceptibilité nerveuse semblable à celle du petit Hébert. Un peu d'amour de soi, et beaucoup d'indifférence pour les autres, sont d'ailleurs et seront toujours pour un très-grand nombre d'entre eux le préservatif le plus assuré contre le danger de leurs réciproques et trop sentimentales influences. Néanmoins, comme le spleen, la mélancolie, le marasme, quelques épilepsies, et beaucoup d'affections morales ne sont que des effets d'une susceptibilité nerveuse dont la cause est bien certainement un dérangement accidentel de l'équilibre des esprits animaux dans le cerveau, il s'ensuit qu'à l'aide d'un agent dont l'action bienfaisante et l'influence sanative se portent spontanément sur le cerveau, on pourra toujours, lorsqu'on le *voudra*, prévenir, guérir, ou tout au moins atténuer beaucoup de ces tristes et cruelles maladies. La femme Maréchal offre l'exemple d'un rétablissement total d'aliénation d'esprit accidentelle, et le petit Hébert celui d'une réparation des organes de son cerveau par le secours de cet agent réparateur dans le sommeil magnétique.

Le 6.

Alexandre étant parti pour Blerancourt, et ce journal n'ayant été entrepris qu'à son occasion, je vais le suspendre jusqu'au moment où j'aurai à rendre compte de nouvelles particularités rélatives à l'état de cet enfant.

Le 30.

Je n'ai aucune nouvelle d'Alexandre, ce qui me fait présumer qu'il se porte à merveille, et que son grand-oncle n'a point eu à s'en plaindre, ni à s'en inquiéter.

Quand à ce qui concerne Agnès, voici en peu de mots ce qui lui est arrivé :

Après la cessation de sa première attaque de nerfs, le jeudi 8 de ce mois, à six heures du soir, ainsi qu'elle l'avait annoncé, les deux nouvelles ont pris leurs cours, et la dernière s'est de même terminée le 26 à six heures du soir. Mais cette pauvre femme n'était pas à la fin de ses épreuves, ni moi à la fin de mes tourmens. Déjà, depuis le 21, elle prenait tous les matins, d'après son ordonnance,

trois tasses d'une infusion de tilleul et de
feuilles d'oranger, et le 27 elle devait se pur-
ger avec un forte médecine, laquelle aurait
complété sa guérison, quand le 24, après
l'avoir quittée bien tranquille et bien satisfaite
de la bonne nouvelle que je venais de lui
donner de son prochain rétablissement, une
ouvrière arrivant de Soissons, et qui ne savait rien de l'état malheureux de la pauvre
Maréchal, commet innocemment l'indiscrétion de raconter devant elle tout ce qu'elle
avait entendu raconter de la maladie du petit
Hébert, et entre autres qu'il avait eu à Laon,
lorsqu'il y était avec moi, un accès de rage
tel, qu'il avait mordu dans la rue un officier
espagnol à la main. L'on peut juger de l'effet
terrible de ce discours sur l'esprit de la pauvre Agnès ; une suffocation subite et de grands
maux de cœur, en avaient été le funeste effet. Oh ! pour cette fois, je l'avoue, ma patience fut à bout ; désolé des maux de cette
malheureuse femme, découragé de la continuelle inutilité de mes soins pour elle, et
furieux de mécontentement contre celle qui
venait de me causer tant de chagrin, je vais
trouver cette fille, je la gronde ainsi que tous
ceux de mes gens qui étant avec elle n'avaient

point arrêté son babil indiscret. J'étais dans une agitation extrême, je ne savais à qui m'en prendre, et j'en exhalais les transports avec tous les accens de la colère et de la déraison. Oh! combien j'ai eu depuis à me repentir d'un si grand oubli de mes principes et de mes résolutions! En retournant chez la malheureuse Agnès, que j'avais laissée dans le sommeil magnétique, loin de la secourir et de la pouvoir consoler, je ne lui communiquai plus alors que l'influence fatale de mes agitations. Tous mes sentimens pénibles, toutes mes alarmes ne furent plus pour elle que de nouveaux fermens de désordre et d'aliénation. Ses pleurs, qui avaient commencé à couler, cessent aussitôt; ses tremblemens, l'oppression de sa poitrine s'arrêtent, et elle tombe dans un état de spasme et de suffocation qui me font craindre un moment pour sa vie. Au bout de quelques minutes elle revient à elle, je lui parle de tout ce qui m'affecte, j'aurais désiré qu'elle partageât toutes mes émotions; il me semblait qu'elle seule pouvait les soulager. Mais pas un mot, son silence était celui du désespoir et de l'anéantissement. Sa première parole enfin fut : *Il ne faut pas........ en vouloir...... à cette fille....*

*je lui pardonne...... elle ne savait pas.......
le mal.... qu'elle me faisait....* Ces mots prononcés avec effort et lenteur, me rappelèrent bien vite à moi-même, mais il était trop tard, et l'effet de mon trouble moral avait fait sur les esprits animaux de la pauvre Agnès, une impression trop forte pour que je pusse la détruire; il fallut donc me résoudre à tout ce qu'il en pourrait résulter....
Mais je m'arrête, et n'attristerai point mes lecteurs par le tableau de toutes les contrariétés, les inquiétudes et les peines qu'il me fallut surmonter avant de parvenir à me rendre maître des nouveaux accidens de la pauvre Agnès. Je me bornerai seulement à leur dire que le 30 octobre j'en étais encore à ne pas savoir d'elle quel en serait le terme et les résultats.

APPARENTE SIMILITUDE ENTRE L'AIMANT ANIMAL ET L'AIMANT MINÉRAL.

Lorsque je fis imprimer mon ouvrage de 1807, intitulé : *Du magnétisme animal considéré dans ses rapports avec diverses branches de la physique générale*, je crus devoir y insérer l'essai d'instruction pour apprendre à magnétiser, que j'avais dressé en 1784, pour les élèves magnétiseurs de la société harmonique de Strasbourg ; et comme les procédés que j'indiquais m'avaient depuis lors toujours parfaitement réussi, je n'avais pas jugé nécessaire d'y faire aucun changement. En présentant d'ailleurs le magnétisme de l'homme non comme une science, mais comme une faculté, j'avais lieu de présumer que mes lecteurs en magnétisant reconnaîtraient bientôt que ces procédés en peuvent bien faciliter l'exercice, mais qu'ils n'ont et ne peuvent jamais par eux-mêmes avoir la moindre efficacité.

Comme j'employais cependant indistinctement dans cette instruction les mots *tou-*

cher et *magnétiser*, beaucoup de personnes en avaient inféré que le contact de la main était un procédé nécessaire à l'opération magnétique, d'autres que la chaleur communiquée par ce contact, était la cause active des effets que l'on voulait obtenir, d'autres avaient même été jusqu'à penser que la pression sur quelques parties nerveuses ou sensibles du corps, indépendamment de la chaleur, pouvait avoir quelqu'efficacité. Toutes ces fausses interprétations du mot *toucher*, pouvant par la suite jeter du vague et de l'incertitude dans l'esprit des nouveaux magnétiseurs, je crois leur rendre service en entrant avec eux dans quelques nouveaux détails à cet égard.

Ce que j'ai dit dans mon instruction de 1784, que, soit qu'il y eût ou qu'il n'y eût pas de fluide magnétique dans le monde, je ne voyais nul inconvénient à ce qu'un magnétiseur en adoptât l'hypothèse, je le pense et je le répète aujourd'hui. En effet, notre pensée renfermée dans des organes matériels, ne pouvant que corporellement se manifester, se dirigera toujours hors de son enveloppe avec d'autant plus d'assurance et d'énergie, qu'elle se sera faite ou qu'elle aura acquise une idée plus nette de l'acte ou de

l'effet qu'elle voudra produire. De même
donc que les astronomes d'autrefois, qui,
d'après le témoignage de leurs sens, s'étaient
fait l'idée que le soleil tournait autour de la
terre, n'en avaient pas moins fort bien cal-
culé le retour des équinoxes, et fait d'aussi
bons almanachs que les astronomes coper-
niciens, de même j'étais sûr qu'en fixant
l'idée des nouveaux magnétiseurs sur un
fluide ou des fluides dont ils croiraient avoir
la faculté de disposer au gré de leur volonté, ils n'en magnétiseraient qu'avec plus
de confiance et de sécurité; je savais d'ailleurs par ma propre expérience toute l'utilité
et l'efficacité de cette illusion, car ce n'était
qu'à elle, ainsi qu'on peut le voir dans mes
mémoires de 1784, que j'avais dû mes premiers succès.

Quoique le magnétisme de l'homme puisse
être présenté aujourd'hui sous son véritable
point de vue, c'est-à-dire comme étant bien
moins le fatal résultat d'un agent matériel,
que l'évidente manifestation d'un principe
actif et intelligent en lui ; néanmoins comme
ce magnétisme de la pensée, ainsi que je viens
de l'observer tout-à-l'heure, ne pourrait agir
extérieurement si l'on ne se faisait pas une

idée de la manière dont il s'émane et dont il agit, je conseillerai toujours aux nouveaux magnétiseurs de se représenter *idéalement* la cause des phénomènes de l'électro-magnétisme de l'homme sous la même forme *idéale* de fluide et de courans, que nos physiciens actuels aiment à se représenter la cause des phénomènes de l'aimant et de l'électricité.

Il n'en est pas de même de la chaleur, dont j'avais aussi considéré l'action comme coopérente et même stimulante des effets et phénomènes magnétiques ; cette opinion, remise par M. de Jussieu lors de l'examen par des commissaires du roi, de la doctrine de Mesmer, en 1784, et que j'avais adoptée sur son autorité, n'est plus admissible aujourd'hui, depuis qu'il est reconnu qu'on peut de loin comme de près magnétiser un malade, et sans jamais le toucher. Mais quoique beaucoup de faits obtenus tant par moi que par beaucoup d'autres magnétiseurs, m'eussent dû persuader de cette vérité, l'habitude que j'avais prise de poser les mains sur les malades en les magnétisant, était telle, que j'eusse continué peut-être à magnétiser toujours ainsi, si le fait que je vais rapporter ne m'en eût enfin totalement dissuadé.

Mon imprimeur, M. Dentu, les compositeurs des feuilles de mon ouvrage sur le somnambulisme, et le prote chargé de les corriger, étonnés des phénomènes qu'ils avaient à retracer, m'avaient souvent témoigné leur curiosité d'en voir de semblables, en m'ajoutant qu'ils ne pourraient sans cela croire à leur réalité ; et comme je ne demandais pas mieux que de les en convaincre, je leur avais dit que ce ne serait cependant qu'à une condition, c'est que la personne sur laquelle j'opérerais devant eux serait de leur connaissance, et non pas de la mienne, et cela pour leur ôter tout motif de douter de ce qu'ils verraient. Ils ne furent pas long-temps sans me présenter un sujet d'expérience. C'était un jeune commissionnaire de la librairie, âgé de treize à quatorze ans, d'une constitution délicate, mais du reste assez bien portant.

Selon mon usage accoutumé, je commençai à magnétiser ce jeune homme, en lui mettant une main sur la tête et l'autre sur l'estomac. Au bout d'un quart d'heure d'attention et de concentration de ma part, et de tranquillité de la sienne, il me dit qu'il n'éprouvait rien. Comme il n'était pas malade, cela me paraissait tout simple ; néanmoins, je le repris encore entre mes deux mains, pour essayer si je serais plus chanceux ; mais il n'éprouva pas plus cette seconde fois que la première, et j'allais enfin le quitter, quand en éloignant lentement ma main de son estomac, il fit un soupir, et se plaignit que je lui faisais mal. Comme je ne le touchais pas, je n'en crus rien ; mais lui de me saisir la main avec précipitation, et de la baisser, en me disant qu'elle l'empêchait de respirer. Je me remets bien vîte en contact immédiat avec lui, croyant qu'il allait s'ensuivre un effet plus marqué ; ce fut tout le contraire. La pression de ma main ne lui fit plus aucun effet ; je l'éloigne à un pied environ de lui ; il se plaint de nouveau : à deux pieds sa poitrine s'oppresse, et il me prie de me retirer. Je me lève alors, et en me reculant graduellement ; je ne m'arrête que lorsqu'il me dit ne plus souffrir, et ne rien éprouver. Je me trouvais à quatre à cinq pas de lui ; de cette distance, je le magnétise en oscillant la main lentement et circulairement ; aussitôt sa tête se panche sur son épaule, et je juge, à l'attitude de son corps, qu'il vient de s'endormir. Voyant cela, je me rapproche de lui, le touche, le fais même se rasseoir mieux qu'il n'était, et cela sans le réveiller ni lui causer de malaise. A ma question comment il se trouve, il me répondit : *fort bien.* Ses camarades lui parlent, il ne les entend que lorsque je les mets en rapport avec lui ; jugeant d'après cette épreuve, qu'il est dans le somnambulisme magnétique le plus complet, je lui demande des nouvelles de sa santé. *Il n'est point malade, sa poitrine seulement est faible, et se fortifiera en grandissant ; il n'a point de régime à suivre ni besoin de prendre aucun remède. Le magnétisme, c'est-à-dire l'état dans lequel il se trouve, lui serait utile et agréable à éprouver souvent ; mais comme cela n'est pas possible, il ne fallait pas y penser.* Ses révélations achevées, je le transporte sur une autre chaise, car son système musculaire était tellement distendu, qu'il n'aurait pu lever le bras ni marcher. Un moment après je le réveille, et comme tous les somnambules, il ne se ressouvient de rien de tout ce qu'il a fait et dit pendant le sommeil.

Si cette expérience fut convainquante pour tous ceux qui en furent les témoins, elle fut pour moi, je l'avoue, une des plus satisfai-

santes que j'eusse jamais obtenues, puisqu'avec
la confiance et la certitude de pouvoir à l'a-
venir magnétiser avec fruit de cette manière,
elle me donnait l'espoir d'amener plus promptement les physiologistes et les médecins, en
leur en montrant de semblables, à reconnaître enfin la réalité d'un agent magnétique
dans l'homme indépendant de tous les acces-
soires de chaleur de pression, d'imitation et
d'imagination auxquels ils avaient jusqu'alors
attribué tous ses effets.

Depuis l'époque de cette belle expérience,
c'était, je crois, en décembre 1811, je n'ai
plus en effet magnétisé qu'à distance, et sans
les toucher, tous les malades auxquels j'ai
rendu des soins, et toutes les personnes qui
m'en ont vu faire entrer à Paris dans un
sommeil plus ou moins somnambulique,
pendant les hivers de 1811 à 1812, et de
1812 à 1813, en auront dû faire l'observation. Le traitement des accès de frénésie du
petit Hébert et du somnambulisme dérangé
de la femme Maréchal, ne m'avaient plus
d'ailleurs laissé de doute sur l'efficacité de
cette manière de magnétiser. Ce qui doit la
faire apprécier davantage encore des physiciens, est l'application qu'ils peuvent en faire

à tous les phénomènes du magnétisme minéral. En effet, si nous comparons ces derniers phénomènes à ceux du magnétisme de
l'homme, nous verrons que

1.

Une aiguille ou barre d'a-
cier, à une distance plus ou
moins rapprochée d'une
pierre ou barre d'aimant,
s'aimante sans être mise en
contact avec elle.

1.

De même qu'un malade
peut recevoir, à une dis-
tance plus ou moins grande,
l'impression ou l'influence
de son magnétiseur.

2.

L'aiguille artificiellement
aimantée conserve plus ou
moins long-temps sa vertu
magnétique, selon qu'elle
aura été plus ou moins long-
temps soumise à l'influence
de la barre ou pierre d'aimant.

2.

Tout comme le malade
magnétisé conserve son
mode d'existence magné-
tique pendant un temps
proportionnel à la force ou
puissance de son magnéti-
seur, ou à la continuité de
son action.

3.

Une aiguille à coudre,
frottée légèrement sur une
barre d'aimant, acquiert
aussitôt une vertu magné-
tique, laquelle est tellement
précaire et fugitive, qu'elle
disparaît et s'atténue souvent le moment d'après.

3.

Toute espèce de chose
quelconque peut de même
recevoir spontanément l'action magnétique et la conserver de manière à être
ressentie plus ou moins
long-temps par le malade
précédemment magnétisé.

4.

Il est des mines d'ai-

4.

Il est aussi des hommes

mant ou plutôt des mines de fer mises à l'état d'aimant par la nature, dont l'influence ou l'action magnétique restent infertes ou inaperçues, faute de la présence ou de l'approche d'un corps qui en stimule ou en opère le développement.

naturellement magnétiques dont l'action demeure inferte faute d'être stimulée ou développée par des circonstances qui la leur fasse découvrir en eux. Mesmer est le premier homme naturellement magnétique qui ait observé physiologiquement cette humaine faculté en lui.

5.

Un paratonnerre, l'extrémité de la flèche de fer au haut d'un clocher, s'aimantent isolément dans l'atmosphère, et jamais il n'est venu dans l'idée d'aucun physicien d'attribuer ce phénomène à la chaleur du soleil ni à la pesanteur de l'air, ni à des évaporations de fluide ou de miasmes quelconques échappées de la terre.

5.

L'homme naturellement magnétique ou qui l'est devenu artificiellement par l'exercice et l'emploi de son aimant, peut de même rendre magnétique un autre homme sans que la chaleur animale contribue en rien à la manifestation de ce phénomène, et le magnétisme à distance prouve évidemment cette assertion.

6.

L'électricité que les savans reconnaîtront bientôt n'être qu'une manifestation particulière, et je pourrais même dire secondaire de l'attraction, ou action magnétique universelle de tous les corps, produit, à des distances incommensurables, des phénomènes attractifs et répulsifs.

6.

Tout comme le magnétisme de l'homme exerce son action au loin sur les malades qui, ayant été déjà mis en état magnétique, se trouvent par là en rapport ou en communication avec leur magnétiseur.

7.

Que les conducteurs métalliques d'une machine se trouvent recouverts de vapeurs ou de poussière, qu'une pointe à portée de ces conducteurs en soutire le fluide électrique, etc., le physicien en vain tournera la manivelle de cette machine, aucun effet électrique ne se manifestera.

7.

Qu'il n'y ait aucun rapport réciproque de confiance et d'intérêt entre le magnétiseur et le magnétisé, que le second oppose une forte résistance de volonté, et que l'action magnétisante du premier soit indifférente ou distraite, de même aucun résultat magnétique ne se manifestera.

8.

Ainsi donc que l'on ne peut électriser un corps éloigné qu'à l'aide d'un conducteur qui établisse un rapport entre la roue tournante de la machine et ce corps.

8.

De même, et fort heureusement, nul ne peut être magnétisé à une distance éloignée, et à son insu, s'il n'a pas été précédemment mis en rapport ou communication magnétique avec celui qui voudrait agir ainsi sur lui.

9.

Plus un aimant sera chargé, autrement dit plus sa vertu magnétique se sera renforcée par son adhérence ou sa communication plus ou moins prolongée avec un autre aimant, et plus il agira promptement sur son analogue, et deviendra susceptible d'en supporter un plus grand poids.

9.

Un magnétiseur acquerrera de même d'autant plus de force ou de puissance magnétique, selon qu'il aura fait ou fera un plus continuel exercice de sa faculté magnétisante.

10.

Un aimant minéral peut communiquer sa vertu magnétique à cent verges de fer sans rien perdre de ses propriétés.

10.

Semblable à la flamme d'une bougie qui peut en allumer cent autres sans rien perdre de son active incandescence, un magnétiseur pourra de même agir magnétiquement sur plus de cent malades, sans que sa puissance ou faculté magnétique en soit altérée.

11.

Deux aimants en communication par leurs pôles analogues ou amis se rapprochent et adhèrent fortement l'un à l'autre, tandis qu'à pôles opposés ou ennemis ils s'écartent au contraire, et ne peuvent se rapprocher.

11.

Tout malade dans un état magnétique complet, semblable à l'aiguille d'une boussole, n'est de même en rapport et union qu'avec son magnétiseur, et ne peut souffrir le contact ni même l'approche de tout autre corps animé.

12.

Ainsi qu'on peut changer les pôles d'une barre d'aimant, de manière que le pôle sud devienne nord, et le pôle nord, pôle sud, changement qui ne s'opère jamais qu'avec effort, et plus ou moins lentement, par suite de l'approche ou le frottement continués d'un aimant supérieur en force à celui dont on veut changer les directions.

12.

De même un somnambule magnétique peut perdre tous ses rapports avec son magnétiseur lorsqu'il se trouve forcément ou se met volontairement sous la dépendance d'un autre magnétiseur, changement de rapport qui, ne pouvant de même s'opérer sans contrariété, est toujours dangereux pour un somnambule, dont il peut désorganiser toutes les facultés.

Tant de ressemblance et d'analogie entre les manifestations de l'aimant dans les deux règnes animal et minéral, en même temps qu'elles prouvent l'unité de la cause matérielle qui les produit, ne doivent donc plus nous laisser de doute 1° que de tous temps il a dû exister des hommes qui, passagèrement ou naturellement doués d'une grande puissance en vertu magnétique, ont dû l'exercer avec d'autant plus d'énergie, que leurs imaginations s'exaltaient davantage à la vue des phénomènes inopinés qu'ils exerçaient;

2° Que ces magnétiseurs ignorant en eux l'existence de leur humaine faculté d'agir magnétiquement sur leurs semblables, devaient se croire un pouvoir surnaturel, et passer aux yeux de leurs contemporains pour des magiciens, des enchanteurs et des sorciers;

3° Enfin, qu'entre les magnétiseurs-magiciens d'autrefois, et les magnétiseurs d'aujourd'hui, qui certes ne sont nullement sorciers, toute la différence consiste en ce que les premiers attribuant leur humaine puissance à des divinités fantastiques ou à des puissances occultes dont leur orgueil les portait à se croire les délégués ou les instrumens, n'en voyaient et n'en présentaient les manifestations que comme des preuves éclatantes des divers systèmes enfantés par leur imagination, tandis que les derniers, éclairés par les lumières des sciences physiques et physiologiques perfectionnées, intimement persuadés que la matière animée et inanimée est soumise à des lois constantes et invariables, ne voient dans leur faculté magnétique qu'une manifestation de ces lois, et ne l'exercent, ou du moins peuvent toujours ne *vouloir* l'exercer, que pour l'avantage et le bien de l'humanité.

CONTINUATION

DU JOURNAL DU TRAITEMENT

DU JEUNE HÉBERT.

Le 3 novembre.

ALEXANDRE est de retour de Blerencourt ;
la pauvre Maréchal a encore eu le malheur
de le rencontrer hier à Soissons, sur la place
du Grand - Marché. Cet enfant la voyant
passer, est accouru à elle avec tous les témoignages de l'amitié. Agnès les lui a rendus,
en faisant tous ses efforts pour n'en pas être
effrayée ; mais ses nerfs, encore trop ébran-
lés, en ont, malgré sa volonté, reçu la funeste influence, et à six heures du soir elle
a eu une nouvelle attaque dont je ne puis
prévoir la suite ni toutes les funestes conséquences.

Le 4.

Agnès est dans un état de désordre physique et moral qu'il me serait impossible de
décrire ; triste, morne et stupide dans son

état naturel, et ne pouvant que gémir et sanglotter dans l'état magnétique , je ne puis
savoir que d'une crise à l'autre le retour de
ses accidens..... Que la tâche que je me suis
imposée est pénible à remplir ! puisse ma
santé seconder mon courage , et me permettre d'en retirer d'utiles résultats !

Le 6.

_ J'ai reçu aujourd'hui la lettre ci-après de
M. Hébert le père :

MONSIEUR ,

« Mes occupations ne m'ayant pas permis
d'aller vous présenter mes respects , la se-
maine dernière , ainsi que je le désirais , je
me proposais d'y suppléer par une lettre,
lorsque M. Ribault m'a invité de votre part
à ne point laisser sortir Alexandre samedi au
matin ; mais déjà il était allé sur le marché
avec sa maman ; inutilement je fus aussitôt
le trouver pour l'engager de rentrer à la maison , car déjà le mal était fait ; il avait vu et
parlé à la personne en question. J'ai appris
cela avec beaucoup de peine , et nous sommes extrêmement fâchés , mon épouse et

moi, d'être ainsi la cause indirecte de ses souffrances.

« Alexandre a quitté Blerancourt, le 28 octobre ; il a été passer trois jours ensuite chez des parens, à Attichy, d'où il est revenu chez nous en très-bonne santé, et porteur d'une lettre par laquelle son oncle me marque que cet enfant n'a pas même eu le moindre indice de sa maladie, ce qui nous a fait le plus grand plaisir.

« Mais il est toujours contrariant avec ses sœurs, et il demande une surveillance continuelle bien difficile à concilier avec nos occupations ; l'on ne peut ni l'occuper ni le reprendre, encore moins le punir ; il le sait bien et s'en prévaut, cela excite la jalousie ; il faut espérer qu'avec le temps il changera, car nous ne pourrions pas y tenir.

« Sa petite tête ne paraît capable d'aucune chose suivie. Il lui faudrait une dissipation continuelle ; aussi je le laisse jouer toute la journée, mais je gémis intérieurement de lui voir ainsi perdre un temps précieux, en songeant à l'avenir pour un enfant auquel je ne pourrai laisser aucune fortune ni peut-être aucun état.

« Dimanche dernier, il avait dit à sa mère,

quand elle l'eut endormi le matin, qu'il ne fallait pas le laisser aller à l'église, parce que le bruit du chant lui faisait mal à la tête. Sans insister, nous laissâmes deux enfans avec lui, afin qu'il ne fût pas seul, les engageant à jouer ensemble jusqu'à notre retour de l'office; mais ayant tardé d'une demi-heure à rentrer, vu la solennité du jour, nous trouvâmes notre Alexandre dans une crise de démence provoquée (dit-il ensuite) par l'ennui. Bientôt sa mère l'eut calmé en le magnétisant, et depuis ce moment il paraît se porter, au physique, aussi bien que possible, et au moral, de mieux en mieux, suivant ce qu'il a dit à sa mère dans le sommeil du magnétisme. J'ai la certitude que cet accident n'a été uniquement que l'effet de l'ennui ; car ses sœurs, après avoir bien joué sans dispute, s'étaient endormies à la fin du jour. L'intérêt que vous avez la bonté de prendre, Monsieur, à cet enfant, m'a porté à entrer dans ces détails ; excusez, etc. »

Dans cette lettre était incluse celle qui suit, d'Alexandre, du 5 novembre 1812 :

« 'Monsieur,

« Je prends la liberté de vous faire part du retour de mon voyage de Blerencourt, où j'ai resté trois semaines ; je me suis très-bien porté (1), et j'espère que ma santé continuera d'aller bien ; je vous prie de présenter mon respect à madame de Puységur, ainsi qu'à ses demoiselles, et je suis avec le plus profond respect, Monsieur, votre très-humble et très-obéissant serviteur. »

Le 8.

Afin de procurer le bien-être d'Agnès, je viens de lui annoncer que je l'établirais ménagère de mon moulin de Buzancy, dont le bail vient de cesser. C'est le 15 de ce mois qu'elle doit y faire transporter ses meubles, et s'y établir comme si elle en devait être la véritable meûnière ; mais sa santé lui permettra-t-elle de jouir du sort tranquille que je lui destine ! Elle vient de me dire aujourd'hui

---

(1) Il aurait eu des attaques de folie, qu'il ne s'en serait pas aperçu ; de sorte que le bon témoignage qu'il me donne de sa santé n'eût été pour moi d'aucune valeur sans celui de son père.

que ses attaques de nerfs et ses nuits dérangées se prolongeraient plus loin que le 15
mars ; mais s'il ne lui survenait pas d'autres
accidens, qu'elle ne serait pas long-temps
après sans être totalement rétablie. Ce n'est
que dans l'état magnétique, où je la fais entrer deux fois par jour, que je puis m'entretenir raisonnablement avec elle ; une fois
réveillée, la pauvre femme n'a pas même la
présence d'esprit de me témoigner sa reconnaissance.

Le 13.

Depuis quelques jours, Agnès n'avait plus
qu'une seule attaque, et elle avait annoncé la
dernière pour le 18. En conséquence, elle
s'était ordonné de prendre tous les jours
trois tasses de tilleul et de feuilles d'oranger,
et, le lendemain de la cessation de ses attaques, une médecine qui terminerait tout.
Mais la rencontre qu'elle a faite encore hier
d'Alexandre, à Busancy, lui a renouvelé tous
ses maux : l'on dirait qu'un génie malfaisant
s'oppose à son rétablissement, dans la seule
vue de me faire perdre patience et de me
tourmenter.

Voilà les crises de nerfs d'Agnès redoublées, et son somnambulisme déréglé qui va recommencer. J'ai voulu mettre au moins à profit, pour Alexandre, la visite indiscrète qu'il m'a faite hier. Cet enfant m'a confirmé, en état magnétique, la continuité de son mieux être ; dans quinze jours on pourra sans risque l'appliquer à quelque lecture, et même le faire apprendre par cœur, d'abord seulement pendant un quart-d'heure, et plus long-temps ensuite ; je lui ai expressément signifié de ne plus remettre les pieds à Busancy.

Le 20.

J'ai reçu de M. Hébert le père la lettre suivante :

Soissons, le 19 novembre 1812.

« MONSIEUR,

« Nous avons lu avec beaucoup d'intérêt, mon épouse et moi, la brochure que vous avez eu la bonté de m'envoyer, et dont j'ai l'honneur de vous remercier ; nous y avons trouvé le récit fidèle de tout ce dont j'ai été témoin, et nous avons encore appris plusieurs faits très-importans qui n'étaient point venus à notre connaissance.

« Cette lecture eût encore augmenté, si

c'eût été possible, notre reconnaissance et les expressions, etc... Nous bénissons la divine providence de ce que notre enfant était placé à proximité de vous, Monsieur, et ensuite de ce qu'elle vous a inspiré pour lui une charité tellement affectueuse et compatissante, que, pour lui procurer du soulagement, vous lui avez prodigué, non-seulement les soins prévenans et continuels de vos journées, mais de ce que vous lui avez sacrifié le repos de vos nuits.

« Tant de bontés, etc... Mais déjà vous en obtenez la plus douce récompense par le rétablissement progressif de votre pupille, dont la santé s'améliore sensiblement. Puisse-t-il la recouvrer totalement, et vivre pour, etc.

« Avec quel plaisir nous avons appris aussi, sa mère et moi, que dans quelque temps il lui serait possible d'exercer un peu sa mémoire, etc.

« Jusqu'à présent, d'après votre recommandation, j'ai laissé ignorer au petit l'existence du livre qui le concerne (1).

____

(1) La première partie contenait les deux premiers mois du traitement d'Alexandre.

(49)

Le 15.

La femme Burguet, à cause de la prolongation de ses crises nerveuses deux fois par
jour, et de son somnambulisme dérangé pendant la nuit, ne peut aller s'établir au moulin
de Busancy, comme je l'eusse désiré, tant
pour son bonheur et sa tranquillité, que pour
mes intérêts, qui ne peuvent qu'être compro-
mis, dans un moulin, par le manque de surveillance d'une ménagère entendue.

Le 21.

Depuis le 22, Agnès peut aller seulement
passer les journées au moulin ; le soir, à
cause de ses nuits dérangées par un somnambulisme déréglé, il faut qu'elle revienne
coucher au château, ce qui la désole et me
contrarie moi-même à l'excès ; mais je n'a-
vais pas apparemment encore éprouvé assez
de tourmens et de contrariétés. En voici
d'un autre genre, et dont les effets sont d'autant plus cruels pour moi, que j'ai sans cesse
à m'en reprocher la cause.

Le 23.

Agnès prévoyant que le 29 tous ses acci-

4

dens nerveux cesseraient, s'était fait l'ordonnance suivante : « Faire bouillir de l'orge et
de la guimauve, et en jeter le bouillon sur
de la fleur de tilleul ; boire trois verres de
cette tisane par jour ; le 28 prendre une forte
médecine ordinaire, composée de deux onces
de manne, deux gros de follicules, et un
gros et demi de sel d'Epsom, » et que le 29
elle serait rétablie ; quand, le 25, après une
altercation qu'elle eut avec une femme de
charge, à l'occasion de choses qu'elle disait
être nécessaires à son emménagement au
moulin, j'eus l'imprudence de lui manifester, dans son état de sommeil magnétique,
le mécontentement de sa conduite et des discours qu'elle avait tenus... Oubliant, dans
ce moment, que cette malheureuse femme
n'avait pas encore, dans son état naturel,
l'usage entier de sa raison, je lui fis des reproches comme à quelqu'un qui aurait eu la
conscience de ses actions. « Ce que vous me
dites dans ce moment, Monsieur, va me
faire bien du mal dans mon état naturel, me
dit cette pauvre femme. » Mais j'étais si agité,
si mécontent, en même temps si ennuyé de
tant de traverses et de contre-temps, qu'oubliant mes principes de prudence et de rési-

gnation, je n'eus plus la force de prendre assez sur moi pour détruire à l'instant l'impression du mal que je venais de faire... Tous les résultats les plus tristes et les plus décourageans en ont été la suite... Et comment, lorsque tous mes sentimens et toutes mes agitations influaient sur cette malheureuse femme, lorsque toutes mes pensées modifiaient son être, comment enfin, avec l'aimant porteur de toutes les émanations d'une ame aussi troublée que l'était la mienne, aurais-je pu rétablir le calme de ses nerfs et la tranquillité de ses esprits ?

Le 30.

Alexandre, dont je sais souvent des nouvelles, continue à se bien porter ; sa mère croit cependant nécessaire de le faire entrer de temps en temps dans le sommeil magnétique, et cet enfant chaque fois lui confirme sa guérison (relative.)

Quant à Agnès, je n'en parlerai plus que pour annoncer son parfait rétablissement, qui s'effectuera... Quand ? je n'en sais rien ; mais qui s'effectuera bien certainement, parce que je dois le vouloir, et parce que je le veux.

LA MÉDECINE MAGNÉTIQUE NE PEUT DEVENIR MÉTHODIQUE, CONSTAMMENT SALUTAIRE ET SANS DANGER, QU'ENTRE LES MAINS DES MÉDECINS.

Tous les faits de guérison par l'influence et le secours de l'agent magnétique animal rapportés par moi dans mes précédens Mémoires, ceux publiés par d'autres magnétiseurs, et notamment par la Société harmonique de Strasbourg dans trois volumes, contenant les procès-verbaux de ses travaux magnétiques pendant quatre années consécutives, ne peuvent aujourd'hui laisser de doutes que si la médecine magnétique est efficace et salutaire dans beaucoup de maladies, elle exige tant de persévérance, de loisir, de soins et de bienveillance de la part des magnétiseurs, et tant de patience, de confiance et de docilité de la part des magnétisés, qu'elle serait, pour ainsi dire, impossible à pratiquer, si des hommes uniquement occupés de guérir les malades et dignes de mériter leur confiance, si les médecins enfin ne s'en emparaient pas. Les conditions que je viens d'énumérer sont tellement essentielles et obligatoires à remplir, tant par les magnétiseurs que les magnétisés, qu'une seule venant à manquer, il n'y a ni guérison à obtenir, ni succès à espérer. J'ai déjà dit et répété cela dans tous mes précédens écrits, mais le triste évènement dont je vais rendre compte, sera pour le lecteur une instruction bien plus profitable que toutes mes recommandations.

Traitement d'une femme de cinquante ans, malade depuis quatre mois, d'un amas d'humeur et de sang dans la région de la rate au-dessous des côtes.

La nommée Rose Polton, femme Crespin, et mère d'Athanase, dont j'ai parlé dans mes Recherches et observations sur le somnambulisme, était dans un état de maigreur et d'étisie tel, qu'elle ne pouvait plus boire ni manger depuis six semaines, sans être obligée de rendre à l'instant tout ce qu'elle avait pris. Cette malheureuse femme, de plus, ne pouvait reposer la nuit ni s'étendre dans son lit, à cause, disait-elle, d'une boule qui remontait sur l'estomac et l'étouffait.

Ce fut le mercredi, 28 de juillet 1812 , que j'allai, pour la première fois, la voir et la magnétiser. Ma main, à la distance d'un pied environ de son estomac , l'endormit du sommeil somnambulique en moins de trois minutes; sa respiration, qui d'abord devint précipitée, se calma aussitôt; lui voyant de légers tremblemens dans ses bras, je lui en demandai la cause : C'est le sang, me dit-elle, qui m'agite ainsi; j'avais coutume de ressentir ces agitations-là à l'approche de mes règles , plusieurs mois avant qu'elle n'aient disparu.

— Y a-t-il long-temps qu'elles ont cessé?

— Il y a trois mois.

— Quel âge avez-vous?

— Cinquante-un ans.

— Vos règles reviendront-elles ?

— Il le faudrait pour mon bien; mais je crains que non. Au bout de quelques minutes, je la vis porter ses mains au bas de son estomac, et se serrer le ventre. — Qu'avez-vous? êtes-vous sujette à cette souffrance.—Non... elle vient de me prendre à l'instant, — En êtes-vous fâchée ? — Non , Monsieur... c'est un travail qui se fait... Mais je crains bien... — Quoi donc ? — Ah! c'est que..., et elle en restait-là. — Eh bien ! — C'est que je crains bien qu'il ne soit plus temps, et que ce soit là ma fin. — Allons, Rose, lui dis-je, n'ayez point cette crainte-là ; dès-lors que vous voyez votre mal, et que je vous fais du bien, croyez que je vous en ferai davantage encore, et que vous guérirez. — Ah !... Et sans l'entretenir dans ses tristes idées, je lui demandai si quelques remèdes ne lui seraient pas nécessaires. — Pas à présent ; je suis trop faible. — Mais si c'est votre sang qui s'est arrêté trop tôt, une saignée ou des sangsues vous feraient peut-être du bien ?.. Voyez. — Une saignée m'aurait été nécessaire il y a quelque temps, mais je n'aurais plus aujourd'hui la force de la supporter ? — Vous ne voyez donc rien à vous ordonner ? — Non, rien ; seulement je pourrais me mettre les jambes dans l'eau pendant un quart d'heure, le soir et le matin. — Et pour votre nourriture, que vous faut-il ? — Il me semble que du thé avec un peu de lait pour déjeûner me serait bon... et que je ne le vomirais pas. — Et du pain. — Trois ou quatre bouchées de pain rôti, pas davantage... Quand les coliques furent tout-à-fait apaisées, je la réveillai d'aussi loin que je l'avais endormie, expériences toujours confirmatives, pour un magnétiseur, de l'état magnétique dans lequel un malade est entré; et comme elle n'avait aucun souvenir de notre conversation, je lui répétai l'ordonnance du régime qu'elle s'était prescrite elle-même, sans lui dire qu'elle m'eût parlé dans son sommeil; puis je la quittai, avec l'espoir fondé de parvenir à la rétablir en bonne santé.

Le lendemain, je produisis sur Rose Polton le même effet que la veille. Elle n'avait pas pris de thé, aussi avait-elle vomi son déjeûner. — Pourquoi n'avez-vous pas pris du thé comme je vous l'avais recommandé ? lui ai-je demandé. — Je n'en avais pas. — Il fallait me le dire; je vous en enverrai pour demain, etc... Elle a ressenti pendant sa crise magnétique les mêmes picotemens dans les bras et les mêmes coliques qu'elle avait éprouvées hier. L'ordonnance de sa journée a été; ne manger qu'une soupe aux herbes bien légère à dîner et à souper, et mettre ses pieds dans l'eau le soir et demain matin. Quant à la cause et au siége de son mal, c'est un amas de sang qui remonte sur son estomac et l'étouffe; il se fondera difficilement: mais elle croit cependant qu'il se dissipera. — En voyez-vous l'époque ? — Je vous le dirai demain, etc... Réveillée, elle ne m'a fait nulle question, ne s'est point inquiétée de ce qui lui était arrivé, elle ignore être entrée en crise magnétique.

Le vendredi, 3o, M. Godelle, médecin estimé à Soissons, étant venu assister à l'une des premières séances de somnambulisme du petit Hébert, je lui racontai l'histoire de la femme Crespin. Il témoigna le désir de la voir, et nous y allâmes ensemble. L'extrême maigreur de cette femme le frappa ; et, après lui avoir tâté le pouls, il la jugea dans un état très-dangereux. Lorsqu'elle fut en crise magnétique, il la questionna, et reçut d'elle les mêmes réponses qu'elle m'avait déjà faites sur la cause, le siége et les périodes de : ` maladie ; puis, après l'avoir engagée à desserrer les cordons de ses habillemens, M. Godelle vérifia en la palpant, et me fit reconnaître à moi-même la grosseur et la dureté de l'obstruction, qu'il avait déjà préjugé devoir exister. Cette femme-là, me dit-il, est très-malade, et dans un état de dépérissement tel, que le médecin le plus habile et le plus expérimenté, je puis vous en répondre, ne se flatterait pas de la sauver. Mais ce n'est pas seulement, m'ajouta-t-il, ce qu'elle appelle une boule de sang qui m'alarme le plus pour elle, cette femme-là a une autre cause de destruction bien plus dangereuse : elle a sûrement de grands chagrins, son pouls me l'avait déjà fait soupçonner, et ce que je viens de sentir me le confirme. Je fis alors cette question à Rose : Avez-vous un autre mal que celui qui vous est provenu de la suppression de vos règles? — Oh! oui, Monsieur, me répond-elle en soupirant ; mais pour ce mal-là il n'y a pas de remède (1). — Qu'est-ce donc ? — Ah! mon pauvre enfant, je n'avais que lui ; si j'en savais seulement des nouvelles ! — En êtes-vous inquiète ? — Il était à l'hôpital en Espagne. Depuis un an qu'il est parti, je ne fais que pleurer ; puis elle entra dans toutes les particularités de sa profonde affliction, ses larmes coulaient en abondance, et, comme elles soulageaient son cœur et diminuaient son oppression, loin de les vouloir arrêter, je cherchai à lui en faciliter le cours par tous les témoignages de mon intérêt et de ma compassion. Son

______

(1) J'observe que Rose, dans l'état d'un somnambulisme isolé et concentré comme est le sien, n'avait pas entendu ma conversation particulière avec le médecin.

sacrifice commun avec celui de quantité
d'autres mères, et commandé par les circonstances, sa résignation à la providence,
sa soumission obligatoire à l'autorité souveraine qui la représente, et l'espoir de revoir un jour le cher objet de ses affections,
étaient des textes trop abondans d'encou-
ragement et de consolation pour ne pas produire sur elle de salutaires et adoucissans
effets. Lorsqu'elle fut plus calme, nous lui
reparlâmes de sa santé ; elle avait bu du vin
la veille qu'elle n'avait pu garder ; elle se le
défendit absolument. Le thé qu'elle avait
pris le matin, avait bien passé ; mais son
estomac ne peut supporter ni bouillon gras,
ni viande, ni vin, ni fromage, etc. Que
prendrez-vous donc pour nourriture, lui
ai-je demandé? — Du thé au lait le matin ne
me ferait pas de mal, avec une petite rôtie de
pain ; à dîner une soupe maigre à l'oignon
ou à l'oseille, mais ni pois, ni fèves, ni ha-
ricots; le soir une petite panade bien claire,
et ne pas boire du tout. Lorsque ses coliques
occasionnées par l'influence de mon action
magnétique eurent été calmées, je l'ai réveillée, et je lui ai laissé par écrit son ordonnance. Elle sait par son mari et sa fille qu'elle

tombe en crise magnétique, mais elle ne s'en inquiète pas, ne m'en parle pas.

Le samedi et le dimanche, même effet et même résultat ; elle commence à reposer la nuit, ne vomit plus ce qu'elle prend, et sa boule de sang tend à se fondre. Elle m'avait dit vendredi que l'exercice du cheval lui serait bon ; hier, samedi, elle a fait ainsi le voyage de Soissons ; ses coliques aujourd'hui ont été plus fortes et plus poignantes ; l'exercice du cheval en est la cause... Elle dit que ces souffrances-là indiquent le travail salutaire du magnétisme. N'ayant pu faire de soupe maigre pour son dîner, elle a dit qu'une salade de laitue à la petite crême du matin en tiendrait lieu, et qu'elle la digererait bien ; qu'il fallait de plus lui recommander de manger sa panade du soir, une grande heure avant de se mettre au lit, etc.

Le lundi la boule de sang était un peu diminuée ; le teint de la malade n'est plus livide ; ses yeux se raniment ; elle a dormi cette nuit étendue dans son lit ; elle s'est même reposée sur le côté droit ; elle a très-bien digéré la laitue à la crême ; elle dit que dans une huitaine, si elle est magnétisée tous les jours, ses règles reparaîtront. — Et cet autre mal dont vous m'avez parlé, que deviendra-t-il ? — Quand une fois le sang aura repris son cours, et que l'amas sera fondu, mes forces reviendront, et ce mal-là se dissipera ensuite petit à petit. —Vous n'en aviez pas d'abord jugé ainsi ; souvenez-vous de ce que vous m'avez dit il y a quelques jours. — Je croyais bien alors ne point guérir ; mais je vois bien différemment aujourd'hui : cela va bien, très-bien ; cela ne peut pas mieux aller.... Elle montera à cheval tous les deux jours.

Je suspends ce journal jusqu'à ce que la malade me fournisse de nouvelles observations à faire. M. Godelle est venu ce matin, à la séance magnétique de Rose ; il a été étonné du changement heureux, et pour ainsi dire, spontané, qui s'est opéré en elle. Le pouls de la malade, m'a-t-il dit, annonce bien encore la présence du mal dangereux que j'avais précédemment reconnu ; mais il ne serait, pour ainsi dire, plus apercevable à un tact non exercé. Je vous le répète, Monsieur, je ne crois pas qu'il y ait un seul médecin qui eût pu se flatter de retirer cette femme de l'état d'anéantissement où je l'avais vue il y a quelques jours.

C'est une chose digne de remarque que

la différence des ordonnances que se font les somnambules dans des maladies semblables, ou du moins qui, d'après leurs symptômes, en ont pour moi toute l'apparence. Je magnétise dans ce moment deux femmes du même âge qui, toutes deux, sont somnambules magnétiques, et fort éclairées sur leur santé. L'une, habituellement forte et robuste, est affaiblie par suite d'une maladie vive et aiguë, pendant laquelle elle a été plus de quinze jours sans prendre de nourriture, d'où en est résulté que tous les passages de sa bouche à son estomac sont actuellement fermés, qu'elle ne peut avaler que des boissons, que souvent même elle est obligée de rejeter à l'instant. Suivant son dire somnambulique, il faudrait cependant qu'elle prît des alimens; mais ils lui causent une telle répugnance, qu'il me faut l'y forcer. J'y parviens aisément lorsqu'elle est dans l'état magnétique; hors de cet état, cela m'est impossible. Or, quels sont pour cette femme dont la robuste constitution est altérée par une longue et douloureuse maladie, les alimens qui conviennent à son estomac? du bouillon gras, avec de la semouille et du vermicelle, mais point de riz ni de pain, et deux fois par jour deux ou trois cuillerées de bon vin.

A la fin de sa maladie, cette femme, pour faire arrêter sa fièvre, avait pris graduellement, d'après son ordonnance, depuis trois jusqu'à cinq pillules dites de *vie* ou de *santé.* Elle annonce aujourd'hui, qu'après une très-forte médecine qu'elle s'ordonnera quand il en sera temps, il y aura pour elle un autre danger à craindre : ce sera la faim, à laquelle il faudra bien prendre garde qu'elle ne cède, car une indigestion la ferait retomber malade, et bien plus dangereusement qu'auparavant, etc.

Ainsi donc, la première malade, cabaretière du village, et dans l'habitude d'une assez bonne nourriture, ne veut en somnambulisme ni soupe grasse, ni vin, tandis que la seconde, qui ne boit jamais que de l'eau, et ne vit toute l'année que de légumes, demande du bon vin et du bouillon.

Cette observation, qui ne sera peut-être d'aucune valeur pour les médecins qui en font journellement de semblables, ne m'en paraît pas moins très-curieuse à recueillir par les magnétiseurs, en ce qu'elle prouve en faveur de la lucidité somnambulique, et qu'elle est en même temps très-confirmative, ce me semble, de la nécessité reconnue d'une médecine particulière à chaque climat, et relative au genre de vie des malades que l'on a à traiter ; il est beaucoup de belles dames habitantes de nos grandes villes, pour lesquelles une soupe à l'oignon pour leur dîner, et une salade de laitue à la petite crême pour leur souper, serait peut-être un régime très-salutaire à leur santé ; mais revenons à la femme Crespin.

Cette femme avait peu-à-peu repris assez de force et d'activité pour vaquer aux choses de son ménage. Le mercredi 4 août, en revenant de porter la soupe à son mari, occupé à la moisson, elle m'avait annoncé dans l'état magnétique, que le surlendemain 6, je l'endormirais difficilement, et le 7, plus du tout ; mais qu'il faudrait néanmoins continuer encore à la magnétiser trois jours après la cessation de ses sommeils pendant une petite demi-heure chaque jour, pour compléter sa guérison.

Le 6, j'eus en effet beaucoup de peine à endormir Rose, et je la vis avec grand plaisir sortir seule et sans ma participation du sommeil magnétique, ce qui est toujours la preuve d'un rétablissement d'équilibre dans tout le système vital.

Le 7, je ne trouve plus cette femme chez elle à l'heure accoutumée ; j'y retourne deux fois dans la journée tout aussi vainement ; le 8, même visite infructueuse de ma part ; ses voisins me disent qu'elle se porte fort bien, et que depuis trois jours elle aide à la moisson entreprise par son mari et ses deux filles. Le 9, une affaire m'appelle à Soissons, m'y retient toute la journée et le lendemain ; enfin, je ne m'occupe ni ne m'inquiète plus d'elle.

Au bout de huit à dix jours, j'apprends que Rose est retombée malade ; tous ses anciens maux, me dit-on, lui sont revenus, et même ses vomissemens. Je me ressouviens alors de la recommandation qu'elle m'avait expressément faite dans une de ses crises lucides de somnambulisme, de la magnétiser trois jours encore après la cessation de ses sommeils magnétiques, et je ne doute pas que sa rechute ne soit le triste résultat de notre désobéissance commune à ses propres commandemens : dans l'espoir de réparer une aussi grande faute, je cours bien vîte chez elle, où pendant plus d'une demi-heure de suite je la magnétise avec toute l'énergie dont je suis capable ; mais c'est en vain, tous mes efforts magnétiques échouent contre la violence de son mal. Le lendemain, je parviens seulement à lui fermer les yeux sans obtenir le somnambulisme ; c'était sans doute un bon signe, et je crois bien qu'avec de nouveaux soins et un redoublement de persévérance et d'assiduité, j'eusse pu rétablir avec elle mes précédens rapports ; mais d'une part, mon intérêt pour elle un peu refroidi par le mécontentement que m'avait donné sa négligence à déférer à mes recommandations ; d'autre part, le voyage que j'avais projeté de faire à Paris quelques jours après avec le petit Alexandre, et qui ne me laissait plus le temps ni la possibilité d'entreprendre une nouvelle cure bien plus longue à obtenir que la première ; tous ces motifs, tant de lassitude que de mécontentement, me la firent enfin abandonner entièrement.

A mon retour à Busancy, après quinze jours d'absence, j'appris que l'état déplorable de la femme Crespin avait été en empirant, et que son mari, qui avait été consulté plusieurs médecins, lui avait fait prendre beaucoup de remèdes qu'elle avait précédemment jugé ne lui être d'aucune utilité. Après six semaines enfin de dépérissement graduel et de langueur, cette pauvre femme est morte dans un état d'étisie complet.

Voilà donc une malade qui, après avoir en moins de dix jours et par le seul secours de l'agent magnétique animal, recouvré assez de force et de santé pour reprendre toutes les habitudes de sa vie agricole, retombe dans le même état dont elle avait été tirée, faute d'avoir été magnétisée trois jours encore après la cessation de ses sommeils magnétiques, ainsi qu'elle l'avait expressément recommandé, et qui par sa mort justifie le pronostic qu'en avait porté très-sciemment le médecin habile et exercé qui l'avait précédemment visitée.

Ce fait est très-remarquable en ce qu'il offre la preuve de ce que j'ai dit plus haut de la presqu'impossibilité qu'il y aura toujours à ce que tous les hommes indistinctement puissent exercer fructueusement leur faculté magnétique. Lorsqu'avec autant de loisir et de liberté d'esprit que j'en ai, j'ai pu laisser périr une malheureuse femme faute de patience, de persévérance et d'assiduité, quel autre magnétiseur que moi, pour le peu qu'il aie d'intérêts à débattre, de devoirs à rendre ou d'obligations à remplir dans le monde, pourra jamais répondre de ses succès ?

De ce que tous les hommes ont plus ou moins la faculté de magnétiser, il ne s'ensuit donc pas, ainsi que l'avaient fort indiscrètement avancé les premiers élèves de Mesmer, que nous puissions tous devenir de bons magnétiseurs, et par conséquent nous passer de médecins. Cette opinion très-erronée, et qui n'avait pas peu contribué à décrier la médecine magnétique à l'aurore de sa découverte, ne peut être mieux combattue que par ma propre expérience ; car quelque nombreux qu'aient été mes succès, j'en aurais, j'en suis sûr, obtenu dix fois davantage si j'eusse été médecin, et cela par la raison toute simple que d'une part les malades eussent eu et dû avoir plus de confiance en moi, et que d'autre part, je leur eusse pu donner dans mille occasions des conseils utiles à leur guérison. Lorsque par hasard j'en fais entrer quelques-uns en somnambulisme (je dis par hasard, parce que sur dix il n'y en a souvent qu'un de susceptible de cet heureux état), et qu'après les avoir remis dans leur état naturel, je leur dis qu'ils ont eux-mêmes dicté l'ordonnance qu'ils doivent prendre ou observer pour le rétablissement de leur santé ; si c'est un homme instruit, savant ou croyant l'être, il n'y ajoute nulle foi, ne pouvant supposer qu'en dormant il soit devenu sorcier ; si c'est un paysan ou tout autre homme peu éclairé, il en fait encore bien moins de cas. Ce monsieur là est-il médecin, dit-il, pour savoir ce qu'il me faut ? Cette incrédulité fort raisonnable des somnambules à leurs propres ordonnances, en même temps que la nécessité cependant de la leur faire exécuter, est ce qui rendra toujours leur traitement très-difficile à suivre, et leur guérison fort équivoque et fort douteuse par des magnétiseurs de société. Les médecins pourront bien aussi quelquefois, sans doute, ne pas trouver de docilité dans leur malade ; mais ils pourront au moins l'exiger, et c'est un puissant véhicule d'obéissance que le droit reconnu de celui qui la veut imposer ; le plus grand nombre des malades d'ailleurs n'éprouvant, étant magnétisés, les uns que des crises de somnolence plus ou moins profondes, pendant lesquelles ils n'ont que du bien-être et nul connaissance de leur intérieur, les autres, que des douleurs ou des effets nerveux symptomatiques du siége et de la cause de leurs maux ; comment, sans être médecin, pourrait-on leur conseiller les remèdes convenables à leur situation ? Si, à toutes ces considérations, vous ajoutez celle qu'on ne fait jamais bien une chose, de quelque genre qu'elle soit, que lorsqu'on ~ pense sans cesse et qu'on en fait sa principale occupation, vous en conclurez que les médecins, qui seuls peuvent honorablement et fructueusement employer tout leur temps au soulagement des maux de l'humanité, seront toujours, *lorsqu'ils le voudront,* les magnétiseurs les plus aptes à se soumettre à toutes les observances, et à remplir toutes les conditions nécessaires à la pratique méthodique et journalière de la médecine magnétique.

Le 15 *décembre.*

Je n'ai point entendu parler d'Alexandre depuis le commencement de ce mois, ce qui me donne lieu d'espérer que sa santé se soutient toujours bien.

Quant à Agnès, je ne sais quel sera le terme de ses accidens ; ce n'est plus la vue ni l'approche d'Alexandre qui troublent ses esprits, c'est l'influence désorganisatrice de mon ame abattue par le découragement et l'ennui, qui seule est aujourd'hui la cause de la prolongation de tous ses maux.... Ah! si dans le cours de la vie sociale on a souvent à se reprocher le tort d'un premier mouvement, combien plus on a lieu de s'en repentir lorsqu'on s'en rend coupable envers des somnambules magnétiques, qui, susceptibles d'être modifiés par l'impulsion de nos pensées, sont toujours exposés à devenir des victimes innocentes de toutes les irrésolutions de notre esprit et de toutes les imperfections de notre caractère!

Depuis le jour où la pauvre Agnès, que je venais de brusquer dans l'état magnétique, m'avait répondu.... *Ah! que les réprimandes que vous me faites en ce moment, Monsieur, vont me faire de mal quand je serai dans l'état naturel!* depuis ce jour-là, dis-je, la déraison de cette pauvre femme n'a été qu'en augmentant; et comme ma déplaisance et mes alarmes sur elle s'en sont d'autant plus accrues, il en résulte que, loin de pouvoir aujourd'hui réparer le mal que j'ai causé, je l'alimente sans cesse par le trouble et l'agitation de mes esprits. Depuis dix à douze jours, Agnès, triste et silencieuse, peut dans l'intervalle de ses

égaremens d'esprit s'occuper un peu des détails du moulin, mais ma présence la gêne ;
tous les gens de ma maison, qu'elle s'imagine
avoir offensés dans son délire, lui font ombrage ; elle me dit bien en crise de la forcer
à les voir et à leur parler ; mais sitôt qu'elle
est réveillée, elle les évite, et je ne puis parvenir à la faire entrer dans le château. Deux
fois par jour elle a des attaques de nerf dont
elle ne sait ou ne peut pas encore me dire la
fin. Ce n'est qu'en redevenant calme, impassible et résigné, je le sens, que je puis rendre
à ma volonté son influence énergique et salutaire. C'est un bien grand effort à faire sur
moi-même ; mais j'en aurai le courage, et le
temps peu-à-peu, je l'espère, applanira tous
les obstacles que je dois surmonter.

Lettre de M. Hébert père.

Du 18 décembre 1812.

MONSIEUR,

Nous avons reçu avec reconnaissance et
avec grand intérêt, mon épouse et moi, le
deuxième numéro de votre ouvrage relatif à
la maladie de notre fils ; cette lecture nous a
fait connaître quantité de faits et de circons-

tances qui nous ont pénétrés de reconnaissance en voyant avec quelle persévérance charitable vous avez sacrifié repos et tranquillité
pour lui procurer du soulagement, etc.

Nous craignons cependant que sa guérison
ne soit pas complète, et si le passé nous afflige, le présent nous embarrasse beaucoup,
et l'avenir nous inquiète encore davantage....
Il a eu deux fois deux accès de folie, dont sa
mère a pu neutraliser les effets; mais qui
nous répondra que toujours elle sera à l'affut
de semblables accidens? elle commence à s'en
effrayer; et d'ailleurs les soins du ménage,
ceux d'un commerce, ou même de sa santé,
lui permettront-ils de le veiller assez exactement pour qu'il n'arrive aucun malheur, soit
à lui, soit à ceux avec qui il se rencontrera?

Je sens combien cette lettre pourra vous
affecter; mais il est de mon devoir de ne
vous rien cacher, etc.

Le 29.

Depuis le 18, Alexandre n'a point eu d'accident; néanmoins j'ai fait dire à son père,
afin de le tranquilliser, qu'aussitôt mon arrivée à Paris, je chercherais une maison de
santé dans laquelle il pourrait placer son fils,

à ce que j'espérais, pour une modique pension; j'ai le double motif, en lui rendant ce service, de pouvoir en même temps procurer à un médecin curieux d'observer les phénomènes magnétiques, une occasion de les constater journellement sur le petit Hébert, qui, en raison de la faiblesse, ou plûtôt de la désorganisation partielle de son cerveau, en pourra toute sa vie offrir la manifestation.

Le 3o.

Ma femme et mes enfans devant passer l'hiver à Paris, m'ont quitté le 26 de ce mois. Je n'ai point dû vouloir qu'ils partageassent mes tribulations. Je ne prévois pas encore le jour qu'il me sera possible d'aller les rejoindre.

CURE MAGNÉTIQUE COMMENCÉE ET TERMI-
NÉE A PARIS, EN PRÉSENCE DE BEAUCOUP
DE MÉDECINS.

J'AVAIS éprouvé trop de fatigues et de contrariétés pendant le traitement si long-temps
prolongé d'Agnès et du petit Hébert, pour
que je pusse être tenté d'entreprendre à
Paris de nouvelles cures; voulant y jouir
d'un repos qui m'était nécessaire, et que
j'avais si chèrement acheté, j'y étais donc
revenu avec l'intention bien formelle de n'y
pas magnétiser de l'hiver; mais un motif auquel il m'était bien difficile de résister me
fit bientôt changer de résolution : plusieurs
médecins, les uns par écrit, les autres de
vive voix, m'ayant demandé que, conformément au désir que je leur en avais souvent
témoigné, je les rendisse témoins de quelques phénomènes magnétiques, je ne crus
pas devoir me refuser à les satisfaire. Je me
déterminai donc aussitôt à recevoir chez
moi tous les malades qui viendraient s'y présenter : dès les premiers jours de février,
plusieurs hommes incommodés et souffrans

commencèrent à offrir des phénomènes de sensibilité magnétique fort intéressans à observer : l'un d'eux s'endormait à mon approche, et quoiqu'il entendît alors tous ceux qui le questionnaient, il ne pouvait néanmoins leur répondre que oui et non par signes. Un autre dont la tête était moins alourdie, parlait et s'entretenait avec tout le monde. Il y en avait un dont le système musculaire se détendait au point de ne pouvoir soutenir sa tête, et plusieurs qui, seulement forcés de fermer les yeux, ne pouvaient pas plus que les autres les ouvrir sans l'acte de ma volonté ; mais tous, sans en excepter un seul, éprouvaient, dans ces différens états, un bien-être réel dont le souvenir, à leur réveil, leur inspirait le désir de revenir le lendemain en jouir encore.

Mon but étant de convaincre de la réalité du magnétisme les hommes qui doivent en être un jour les seuls ostensibles administrateurs, je ne recevais, autant qu'il m'était possible, que des médecins ; et dans le cours de l'hiver, il en est certainement venu successivement plus de cinquante, tant Français qu'étrangers, voir et suivre mes opérations.

Mais un seul fait, et le plus intéressant de tous, manquait à mes expériences : c'était un vrai et parfait somnambule, tel que j'en ai décrit les caractères dans mes précédens écrits ; je veux dire un somnambule qui fût *isolé*, *concentré* et *magnétique*, parfaitement éclairé sur la cause de ses maux et sur les moyens à employer pour les guérir, et qui pût pressentir et annoncer l'époque fixe de sa guérison.

Ce fait me fut enfin accordé le 16 du mois de mars, et voici comment je l'ai obtenu : une dame entre chez moi, dans la matinée, avec sa fille âgée de douze ans, et un monsieur auquel je ne faisais d'abord aucune attention. Cette dame me prie de magnétiser sa fille, qu'elle me dit attaquée de cruels maux de nerfs depuis plusieurs années. Je me refuse d'abord à ses instances, d'après le plan que je m'étais fait de ne magnétiser que des hommes ; mais elle les réitéra de telle sorte, que je finis par y céder. Au bout d'une demi-heure d'action magnétique sans produire sur cette enfant aucun effet apparent, je la quitte, en exprimant à sa mère mon regret de n'avoir pu lui rendre le service qu'elle espérait de moi. — Je suis étonné, me dit ce monsieur

qui était resté assis derrière ma chaise, que
ma cousine n'ait rien ressenti, car je ne puis
trop vous rendre ce qui s'est passé en moi
tandis que vous la magnétisiez, et je ne sais
si c'est le silence que vous observiez et l'attention que je mettais aux gestes que vous
faisiez, mais trois ou quatre fois ma tête s'est
embarrassée, et j'ai été au moment de m'endormir. — Vous êtes donc malade ? lui demandai-je. — Oh oui, Monsieur, et depuis
bien long-temps. — En ce cas mettez-vous
là, et je vous magnétiserai si cela vous fait
plaisir. — Volontiers, me dit-il en riant; je
ne savais pas en venant chez vous, Monsieur, pour y accompagner ma parente, ce
que c'était que le magnétisme; mais si ce n'est
pas autre chose que ce que je viens de vous
voir faire à l'instant, je ne risque rien de l'essayer; si cela ne me fait pas de bien, cela ne
me fera sûrement pas de mal. M. M*** ne
fut pas plutôt assis, qu'il entra, à l'approche
seule de ma main devant son estomac, dans
le sommeil somnambulique le plus doux et
le plus calme possible. Comment vous trouvez-vous ? lui demandai-je. — Très-bien,
me répondit-il d'une voix ferme et assurée;
je sens une chaleur qui me pénètre et se ré-

pand dans tous mes membres ; c'est absolument le même effet que celui que j'éprouve
lorsque je me mets au grand soleil. — Est-ce
que la chaleur qu'il vous communique vous
est salutaire ?—Elle dissipe mes douleurs ha-
bituelles, comme vous venez de les calmer...
Madame P***, sa cousine, me fait alors l'historique de l'existence et de la triste situation
de son parent. Il s'appelle M***, est âgé de
vingt-huit ans ; c'est elle qui, pour ne pas venir seule chez moi, l'avait prié de l'y accompagner. Il s'attendait à voir des appareils fort
extraordinaires, et se promettait bien d'en
rire et de s'en divertir en sortant. Employé
d'une manière très-fructueuse pour lui dans
le travail de la confection du cadastre, il
avait été obligé d'abandonner ses occupations il y a quatre ans, à cause de ses infir-
mités ; et depuis lors traité par divers médecins tant à A.... sa patrie, qu'à Paris, il avait
dépensé beaucoup d'argent sans en retirer le
moindre fruit, etc.... Un médecin de Paris,
M. Ca... qui se trouvait présent, me dit,
après avoir examiné ce malade, qu'il le ju-
geait attaqué d'un mal syphilitique très-invé-
téré ; que les boutons, les cicatrices, les exos-
toses, etc. qu'il apercevait étaient des preuves

évidentes du ravage de cette cruelle maladie.

Pendant cette conversation, M. M * * *
était calme, et l'air riant de son visage annonçait le bien-être dans lequel il se trouvait; son réveil s'opéra aussi instantanément
que l'avait été son sommeil ; et comme alors
il ne se ressouvint de rien de tout ce qu'il
m'avait dit, je ne doutai point qu'il n'eût eu
le bonheur d'être devenu somnambule magnétique.

Tous les jours, depuis ce moment, M. M***
est entré dans le même état magnétique, et
en a retiré chaque fois les mêmes bons résultats. Dès la troisième séance, le sommeil
et l'appétit lui étaient revenus ; et au bout de
huit jours, lui qui auparavant ne marchait
qu'avec peine, et qui, pour monter chez moi,
avait été obligé de se tenir à la rampe de mon
escalier, put faire une promenade de deux
heures à pied dans Paris sans en être fatigué.

La présence d'un somnambule bien magnétique et bien clairvoyant était une bonne
fortune pour des observateurs qui, de bonne
foi, cherchaient la vérité. M. M*** pouvait
satisfaire à tous les genres de curiosité; *isolé*,
il n'entendait que moi et ceux seulement
avec lesquels, en les touchant, je le mettais

en rapport ; *concentré*, il était toujours à lui-
même, et aucun bruit ni aucune conversation dans la chambre ne pouvaient l'en distraire ; *magnétique*, il était mobile, se levait,
marchait, allait s'asseoir sur un autre siége,
et prenait ce que je lui offrais à l'impulsion
mentale de ma volonté. On aurait bien désiré que je me prêtasse à faire sur lui quantité d'autres expériences de ce genre, mais
c'est ce dont je ne puis trop recommander
aux magnétiseurs de se défendre ; car outre
qu'elles sont nuisibles à l'être qui en est le
sujet, elles sont toujours un abus de la puissance que, pour son bien-être seul et son utilité, il vous a permis de prendre sur lui.
Comme il m'importait cependant de convaincre M. M*** lui-même de la nécessité
d'observer ses propres ordonnances, je les
lui faisais souvent écrire en crise ; et comme
on aurait pu le soupçonner d'y voir, je mettais alors une gazette entre ses yeux et son
papier, comme on lit dans l'*Encyclopédie*, à
l'article SOMNAMBULISME, que fit l'arche-
vêque de Bordeaux à un écolier, qui écrivait
ses thèmes en dormant. Une fois ou deux
quelqu'un que j'avais mis en rapport avec lui,
lui fit aussi tirer sa montre et dire l'heure

qu'il était. Mais, encore une fois, j'arrêtai, toutes ces vaines expériences; car il aurait fallu en faire autant qu'il se serait présenté d'observateurs en doute de leur réalité.

Une imprudence que fit M. M*** pendant le cours de son traitement, pensa lui être funeste. Depuis plusieurs jours, l'humeur, fixée dans le bas de sa jambe, s'était fait jour en suintant à travers l'épiderme, ce qui lui était incommode et sur-tout fort déplaisant à laisser voir lorsqu'il venait chez moi. Il avait dit en état magnétique que cette évacuation était heureuse et nécessaire, et qu'en l'entretenant et se purgeant quand il le dirait, sa guérison serait pour le 17 de mai. Mais comme, selon l'usage des somnambules, si contraire au repos et à la sécurité de leurs magnétiseurs, il n'avait nulle confiance, étant réveillé, dans ses indications somnambuliques, il s'avisa d'appliquer dessus sa jambe des compresses trempées dans une forte décoction de sureau, et deux jours après l'humeur se répercuta sur son estomac : en arrivant chez moi, je le vois boitant et étouffant à ne pouvoir presque plus respirer ; il n'était pas venu la veille ; je lui en demandai la raison : il me dit qu'il s'était cru empoisonné, tant étaient indéfinissables les souffrances qu'il avait éprouvées. Aussitôt qu'il est en crise magnétique, je le questionne de nouveau. — Je vois bien à présent pourquoi je souffre tant, me répond-il ; j'ai fait une grande imprudence et qui me coûtera cher ; et alors il me raconta son application de sureau. — Eh bien, qu'en résultera-t-il ? — Qu'il faut à présent que ma jambe s'ouvre, ce qui ne devait pas arriver, et ma guérison va en être bien retardée. — Mais guérirez-vous toujours ? — Oh, oui, toujours ; mais je n'en vois plus l'époque ; il faut à présent que je sois purgé, et ce ne sera qu'après avoir vu l'effet de la purgation que je la saurai.

Sa jambe, en effet, deux jours après s'est ouverte, et l'humeur, descendue de dessus son estomac, a recommencé à couler. L'ordonnance qu'il s'est faite alors m'a paru singulière : ç'a été d'appliquer dessus la plaie de sa jambe une petite emplâtre légèrement graissée de cérat. — Mais cela répercutera l'humeur, lui ai-je dit. — Non, Monsieur, bien au contraire, le cérat est onctueux et en entretiendra l'écoulement (1).

____

(1) Questionné un jour sur l'effet du cérat, contradic-

Du moment où l'humeur a recommencé à sortir par sa jambe, le bien-être de M. M*** s'est toujours maintenu. Après ses purgations prises, il a pu pressentir de nouveau l'époque de sa guérison, et dès le 29 avril il a dit qu'elle aurait lieu le 25 de mai ; que ce jour-là il se réveillerait seul, sortirait de l'état magnétique sans ma participation, et que le lendemain . ᵴ, ni moi ni personne ne pourraient plus avoir d'action sur lui. Obligé de faire un voyage en Soissonnais, j'ai emmené M. M*** avec moi. A la campagne, il s'y est ordonné une tisanne à prendre tous les matins à jeûn, à la quantité d'une pinte, composée d'orge mondé et réglisse, bouillis ensemble d'un seul bouillon, coupé avec moitié de lait.

Parti de Paris le 7 de mai, je n'y suis revenu que le 17. Plusieurs médecins, prévenus de mon retour, sont venus revoir M. M***

---

toirement à celui du sureau, il a dit : Le *sureau* est un astringent qui peut être bon pour ôter l'inflammation, mais jamais pour les plaies et les suintemens. Le *cérat* est, au contraire, très-bon dans ces derniers cas, mais seul ; car si l'on mettait par-dessus une emplâtre d'onguent de la mer ou autre, alors il se corromperait et ne ferait plus que du mal.

et ont été frappés de l'heureux changement qui s'était opéré en lui. Toutes ses plaies, les rougeurs de sa peau et les boutons de son visage avaient disparus, sa jambe seule restait encore ouverte. Il a pris de son ordonnance deux jours après son arrivée, deux grains d'émétique dans trois verres d'eau, après l'effet desquels sa langue est devenue vermeille, son teint plus clair encore et son appétit excellent. Quant à ses nuits, elles ont toujours été bonnes ; enfin le 25 à trois heures après midi, je l'ai encore endormi aussi facilement qu'à l'ordinaire (1). M. le docteur L***, qui avait suivi avec beaucoup d'assiduité son traitement, m'ayant demandé de le mettre en rapport, lui fit alors plusieurs questions relatives au régime et aux précautions qu'il aurait à prendre après une aussi longue maladie, pendant laquelle il avait fait tant de remèdes, et il écrivit, pour les lui remettre ensuite, les réponses suivantes :

___

(1) Il me suffisait de le regarder ou de lui tâter le pouls, quelquefois même je le mettais dans l'état magnétique sans qu'il eût besoin de s'asseoir et tout en me promenant avec lui.

« Je continuerai pendant un mois, à partir d'aujourd'hui 25, la tisane que je me suis ordonné. Le 26 juin, je prendrai une forte médecine ordinaire, et pendant un an, à tous les changemens de saison, je me purgerai ; ma jambe, qui suinte encore, ne sera tout-à-fait fermée que dans quinze jours.... Elle se fermerait bien plutôt si j'étais raisonnable, ajouta-t-il en riant ; mais c'est qu'elle me démange tant que je ne pourrai m'empêcher de la gratter.... et comme je me penchais vers lui pour lui demander combien de temps il resterait encore endormi, ses yeux à l'instant se sont ouverts ; et, par cet affranchissement de ma domination magnétique, il m'a donné la preuve, ainsi qu'il l'avait annoncé, de sa guérison complète et radicale.

Le 26 sont encore venus quelques observateurs que j'ai rendus témoins de mes inutiles tentatives pour l'endormir ; et le 2 juin j'ai quitté Paris, laissant M. M*** en pleine jouissance de la nouvelle et heureuse existence que j'ai eu le bonheur de lui procurer.

Ce fait de somnambulisme et tous ceux moins satisfaisans peut-être, mais non moins remarquables et intéressans qui se sont manifestés chez moi cet hiver, n'ont pu, ce me semble, laisser de doutes aux médecins qui les ont observés, de l'existence du magnétisme de l'homme et de son utile application au traitement de toutes les maladies ; mais c'est lorsqu'ils en feront eux-mêmes usage, qu'ils en reconnaîtront mieux encore toute l'efficacité. Toutes les demi-crises, en effet, soit de sommeil, soit de douleurs locales et passagères provoquées par l'influence magnétique, étant toujours des indications de la cause des maux qui les produisent, il n'appartiendra jamais qu'à des médecins de reconnaître cette cause, et de décider en conséquence des jugemens qu'ils en auront portés, des moyens secondaires à employer pour la détruire.

A l'égard des malades qui n'éprouveront que des crises ordinaires, les médecins magnétiseurs n'auront donc rien à changer dans la pratique habituelle de leur art. Quant à l'égard de ceux qui seraient susceptibles de somnambulisme, voici quelques conseils que je soumets à leur expérience future, tant sur la manière de les y provoquer, que sur les moyens de les y maintenir dans toute leur lucidité.

L'imagination étant le ressort le plus puissant de tous les mouvemens internes et ex-
ternes de notre organisation, le premier devoir d'un médecin magnétisant sera de ne
jamais ébranler celle de ses malades. En conséquence, il ne leur dira jamais qu'il les veut
magnétiser, à moins qu'ayant déjà confiance
en ce moyen, ils ne lui en fassent eux-mêmes
la demande, mais jamais il ne devra le leur
proposer.

Tout médecin humain et sensible qui croira
fermement à l'existence de ses facultés magnétiques, devra toujours être assuré d'en
porter la salutaire influence sur ses malades,
du moment qu'il s'en approchera, soit que
ces derniers croient ou ne croient pas d'a-
vance à la réalité de ses effets.

Le désir de guérir et d'être soulagé de ses
maux, mettant tout être souffrant dans un
état passif et non résistant à l'influence magnétique, et la confiance dans un magnétiseur étant la réaction la plus favorable aux
bons effets de son influence, plus un médecin prendra d'intérêt à un malade, et plus ce
malade aura d'estime et de confiance dans
son médecin, et plus le rapport magnétique
s'établira promptement entre eux.

N'étant point nécessaire de toucher immédiatement un malade pour le magnétiser, il suffira toujours à un médecin de diriger fortement sur lui l'action de son aimant réparateur, soit en lui tâtant le pouls, soit en le fixant seulement quelques instans en silence et sans distraction, pour opérer sur lui les plus heureux effets.

Le sommeil étant la crise naturelle la plus salutaire qu'un malade puisse éprouver, et l'effet le plus ordinaire du magnétisme étant de le provoquer, les médecins devront toujours considérer le sommeil magnétique comme très-avantageux aux malades auxquels ils le procureront, et ils en prolongeront la durée tout le temps qu'ils le jugeront nécessaire.

S'il arrivait cependant que le sommeil procuré par le magnétisme fût tellement profond qu'on ne pût le faire cesser au gré de sa volonté, loin de s'en effrayer, il faudrait, au contraire, le regarder comme une crise utile et nécessaire, témoin le fait suivant :

Exemple d'un sommeil magnétique indéfiniment prolongé.

Une femme de Busancy, âgée de quarante-huit ans, à la suite d'une fièvre d'automne très-opiniâtre, était alitée depuis trois semaines environ, lorsque j'allai la magnétiser, le 14 novembre 1810. Elle s'endormit si profondément que je ne pus ni m'en faire entendre, ni parvenir au bout d'une heure à la réveiller. L'ayant laissée dans cet état, je sus le lendemain qu'elle y était restée quatre heures, après lesquelles elle s'était trouvée moins souffrante. Pendant quinze jours, cette femme s'endormait à mon approche du même sommeil léthargique, et y demeurait chaque fois autant de temps que la première fois. Le seizième jour enfin lui ayant adressé la parole comme je le faisais ordinairement avant de la quitter, elle me répondit : Plaît-il, Monsieur ? — Ah, ah, lui dis-je, vous m'entendez donc aujourd'hui ; et pourquoi depuis quinze jours ne m'avez-vous donc pas voulu répondre ? — Vous ne m'avez pas parlé, etc. Dès ce moment cette femme, devenue fort lucide somnambule, s'indiquait tout ce qui lui était nécessaire. Ces longs sommeils lui avaient, disait-elle, été très-favorables, et avaient opéré la coction de ses humeurs et le développement de sa maladie ; sa fièvre, néanmoins, tout en diminuant, devait se prolonger jusqu'au mois d'avril, et ce n'était qu'à cette époque qu'elle serait totalement rétablie. Comme je devais aller passer l'hiver à Paris, et qu'il fallait qu'elle fût magnétisée pendant tout ce temps, je lui demandai si son mari pouvait me suppléer. — Oui, Monsieur, il me fera autant de bien que vous, *si vous lui en donnez le pouvoir et s'il en a la volonté*, etc. Tout s'est effectué comme elle l'avait annoncé ; et cette femme, depuis trois ans, jouit d'une excellente santé.

Le somnambulisme magnétique étant d'autant plus parfait, que les malades, à leur réveil, ont moins de soupçons de l'avoir éprouvé, les médecins magnétiseurs ne devront point redire, autant que possible, à leurs malades, tout ce qu'ils auront dit ou fait dans leur somnambulisme, et cela pour ne pas les exposer à avoir dans cet état des idées et des réminiscences de leur état de la veille.

Les médecins n'étant et ne pouvant toujours être maîtres de leur temps, pourront, lorsqu'ils auront mis un malade dans l'état de somnambulisme, donner la permission ou plutôt la puissance, à qui bon leur semblera, de les suppléer au besoin; mais ce ne sera jamais que passagèrement, eux seuls devant toujours rester les directeurs des traitemens qu'ils auront commencés.

Le médecin qui aura le premier fait entrer un malade dans l'état de somnambulisme, devra donc toujours être assuré qu'un autre magnétiseur ne pourra jamais impunément le dérober à ses soins.

Il devra sans doute arriver quelquefois qu'à la campagne ou dans l'intérieur d'une famille, un mari magnétise sa femme, une mère son fils, avec autant de succès que le pourrait faire le meilleur médecin; tout comme on a vu souvent des remèdes et des médicamens ordonnés par des hommes du monde, opérer de fort bons effets : mais comme on ne fait jamais bien, je le répète, que la chose à laquelle on pense sans cesse, ou celle dont on fait sa principale occupation, il s'ensuit que ce sera toujours aux magnétiseurs les plus exercés, et par conséquent aux médecins, lorsqu'ils seront magnétiseurs, qu'il sera sage et prudent de s'adresser.

C'est aux malades clairvoyans dans leur somnambulisme sur le mal des autres, qu'il est sur-tout important de taire à leur réveil tout ce qu'ils ont dit aux malades qui les ont consultés; ces sortes de révélations, je l'ai déjà dit, seront un jour le secret des médecins. Encore moins devra-t-on jamais consentir à ce qu'ils reçoivent quelques salaires ou récompenses de leur consultation. Tout ce qui peut tendre à lier les idées de la veille à celles du sommeil magnétique, ne saurait être, en un mot, trop soigneusement évité.

La lucidité des somnambules étant toujours en raison de la gravité de leurs maladies, il s'ensuit que non-seulement tous les somnambules magnétiques ne sont pas également clairvoyans, mais que ceux qui l'ont été à un très-haut degré, peuvent, dans de certains momens, l'être à un degré moindre, et cesser enfin tout-à-fait de l'être.

Cette observation, qui n'est pas prise aujourd'hui en assez grande considération, expose les somnambules à commettre beaucoup de fautes de non lucidité, dont les magnétiseurs sont souvent eux-mêmes les dupes ou les instrumens; elle sera, je n'en doute pas, appréciée à sa juste valeur par les

physiologistes et les médecins. Le somnambulisme étant une crise de la maladie qui en
est l'occasion, doit en effet diminuer d'intensité, s'atténuer, et cesser enfin totalement
avec elle. L'entretenir chez un malade, après
sa guérison, est donc absolument comme si
l'on voulait entretenir en lui la fièvre ou
d'abondantes transpirations, par la raison
que ces crises auraient été favorables au rétablissement de sa santé. Les magnétiseurs
des sociétés harmoniques de Strasbourg, de
Nancy, des régimens d'artillerie de Metz,
et autres, n'ont obtenu tant de guérisons
radicales, que parce qu'ils conduisaient toujours, à mon exemple, leurs somnambules à
l'insensibilité magnétique. Les mêmes succès
attendent aujourd'hui tous les magnétiseurs
qui se conduiront d'après les mêmes erre-
mens, et le fait rapporté dans la lettre ci-
après, en est la preuve.

*Lettre de Mme * * *.*

De près Caen, le 26 octobre 1812.

« Permettez-moi de m'adresser à vous,
Monsieur, pour vous prier de me conduire

dans un essai que je viens de faire sur une de mes amies, etc. Elle était mal portante au moment où elle est arrivée chez moi. J'étais occupée à lire vos ouvrages, et le ton de vérité et de bonne foi qui y règne d'un bout à l'autre, m'avait inspiré la plus grande confiance dans un moyen que vous avez si utilement employé au soulagement de l'humanité. Je propose en plaisantant, à mon amie, de la magnétiser. Elle y consent par complaisance, et, en moins d'un demi-quart d'heure, elle tombe dans un état de somnambulisme pareil à beaucoup de ceux décrits dans vos Mémoires.... Alors, elle m'indique la cause de ses maux et les moyens de la guérir. Son mal à l'estomac provenait d'un amas de sang, etc..... Quatre jours ont suffi pour l'en débarrasser entièrement ; ce qui m'a causé une grande joie....

« Mais ce qui me donne à présent de l'inquiétude, c'est que mon amie m'a annoncé qu'elle aurait une autre maladie dans quinze jours, qu'elle aurait mal dans les oreilles, et que l'humeur sortirait par la droite. Elle a dit aussi qu'il lui faudrait mettre un vésicatoire du même côté, et qu'elle souffrirait beaucoup de la poitrine. A ma question, sur ce qu'il faudrait faire alors, elle a persisté à ne vouloir le dire qu'au moment....

« La crainte où je suis de ne pas réussir dans cette entreprise, vu mon inexpérience, m'a fait donc vous prier, Monsieur, de m'aider de vos bons conseils. Puis-je conduire cette maladie ?.... Puis-je espérer de réussir ? etc.....

« Je dois vous ajouter que mon amie, dans son état de crise magnétique, questionnée par différentes personnes malades, a très-bien connu leurs maladies, et leur a même prescrit des ordonnances ; mais je ne leur conseillerai de les suivre, que lorsque j'aurai reçu de vous une réponse qui me tranquillise et m'éclaire, etc.... »

J'encouragai, comme on doit bien le penser, madame *** à poursuivre ses premiers essais qui, certes, avaient été des coups de maître, et je l'assurai d'un succès complet. Je la rassurai de même sur les ordonnances dictées par sa somnambule à d'autres malades, lesquelles, d'après sa lucidité sur ses propres maux, pouvaient en toute sûreté mettre leur confiance en elle ; et trois mois après, je reçus la lettre suivante :

*Deuxième lettre de Mme * * *.*

Du 18 janvier 1813.

« N'ayant pas conservé votre adresse, je n'ai pu vous remercier plutôt des bons conseils que vous m'avez donnés, par votre lettre du 5 novembre dernier. Je les ai suivis avec la plus grande exactitude, et j'ai obtenu toutes les satisfactions que vous me promettiez. Mademoiselle de B. a eu sa seconde maladie, comme elle me l'avait annoncé quinze jours auparavant dans l'état magnétique ; et, certaine du plaisir que je vous ferais, j'avais bien de l'empressement de vous apprendre que mon amie se porte aujourd'hui fort bien, ainsi que plusieurs personnes auxquelles elle a prescrit ce qui leur était nécessaire.

« J'ai entrepris depuis d'autres malades ; ils ressentent tous de bons effets de mon pouvoir magnétique ; mais aucun n'est devenu somnambule, ce qui me fait beaucoup de peine, car mademoiselle de B. *ne le devenant plus* depuis le jour de sa guérison, je n'ai plus la possibilité de rendre autant de service aux autres malades, etc... »

7

C'est en *voulant* fortement que les malades, devenus somnambules, cessent de
l'être au moment de leur guérison, que cet
effet aura toujours lieu, à moins cependant
qu'une faiblesse habituelle de constitution ne
s'oppose à ce résultat, toujours d'autant plus
désirable à obtenir, qu'il est pour le magnétisé la preuve de son rétablissement, et pour
le magnétiseur celle de *son succès.*

EXPLICATION FORT INGÉNIEUSE DE L'ACTE MAGNÉTIQUE ET DU SOMNAMBULISME ;

PAR M. DE BARBANÇOIS,

Membre des Sociétés d'Agriculture des départemens de l'Indre, de la Seine et de Seine et Oise.

Le 10 d'avril de cette année 1813, je reçus de M. de Barbançois, que je n'ai pas l'honneur de connaître, une lettre de Villegongis, par Châteauroux, département de l'Indre, dans laquelle il me faisait part des idées et des réflexions que lui avait inspirés la lecture de mes ouvrages, et particulièrement celui contenant le traitement du petit Hébert, qui lui semblait, me marquait-il, être fait pour porter la conviction dans tous les esprits. En lui témoignant ma reconnaissance de ses intéressantes communications, je le priai de consentir à ce que je les publiasse à la fin du traitement magnétique qui en avait été l'occasion. M. de Barbançois s'y refusa d'abord, non par crainte de manifester hautement sa croyance au magnétisme animal, et aux phénomènes que j'assurais en être le résultat (car il n'en avait jamais vu ni opéré aucun), mais parce qu'il ne pouvait se flatter que ses aperçus, écrits à la hâte et sans préparation, pussent avoir le mérite que je leur attribuais. Rassuré sur le premier de ces motifs, que je n'aurais point eu l'indiscrétion de vouloir combattre, et nullement arrêté par le second, je réitérai mes instances, et M. de Barbançois eut enfin la complaisance d'y céder. C'est donc d'après son autorisation que je vais extraire de sa lettre tout ce qui a rapport au somnambulisme, tant naturel que magnétique.

Après avoir désigné du nom de *fluide organique* ce que les magnétiseurs désignent du nom de *fluide magnétique animal,* l'auteur entre ainsi en matière :

1° Il est constant, et c'est d'ailleurs reconnu en physique, que tous les animaux (et par conséquent l'homme) sont chargés d'un fluide vital, ou nerveux, ou électrique, ou magnétique, n'importe le nom, lequel, à titre de fluide expansif, doit former autour d'eux une atmosphère semblable à celle qui émane des corps électrisés ; mais comme tous les corps ne sont pas, en raison de leur masse, également chargés de fluide électrique, de même tous les corps ne sont pas également chargés de fluide vital.

2° Le système nerveux, ou l'ensemble des nerfs qui se trouvent dans chaque animal, sert particulièrement de réservoir et de conducteur à ce fluide, et, à l'aide de ce conducteur, l'action de ce fluide étant soumise à la volonté de l'animal, c'est par ce moyen qu'il peut, par suite de sa volonté, exercer une action sur les corps environnans.

3° Le système nerveux de l'homme, ainsi qu'il est reconnu en physiologie, se partage en deux systèmes particuliers ; l'un se compose des nerfs qui forment un ensemble avec celui nommé *grand sympathique*, dont le point principal est au grand plexus ou gros ganglion, placé au creux de l'estomac ; mais ce système n'a pas de centre absolu, car chacun des ganglions qui le composent est un centre d'affections ; de sorte qu'ils peuvent directement se communiquer au cerveau, sans l'intervention du grand plexus et sans l'acte de la volonté ; l'autre se compose d'une grande partie des nerfs placés dans le cerveau, dans la moelle épinière, et dans toutes les autres parties du corps, les-

quels ont un centre d'action et de réaction
dans le cerveau, et sont par cette cause soumis à la volonté. Le premier de ces systèmes
sert particulièrement à la vie organique, ou
vie intérieure de l'animal, c'est-à-dire, à tous
les mouvemens de ses organes intérieurs ;
l'autre sert à tous les mouvemens de ses organes extérieurs, donc à la vie animale de
l'individu, parce que ce n'est qu'en raison de
ces mouvemens extérieurs que l'animal fait
connaître son existence.

4° Les causes des phénomènes du magnétisme animal résident dans le système du
grand sympathique, et ne se font connaître
dans l'autre que lorsque les nerfs du grand
sympathique sont portés, par une affluence
extraordinaire du fluide animal ou nerveux,
au degré d'irritation nécessaire pour communiquer au cerveau des impressions plus
fortes que celles dans l'état ordinaire ; impressions dont l'intensité est nécessairement pro-
portionné·· dans chaque individu au degré
d'irritabilité naturelle de son système du grand
sympathique, et au degré d'affluence extraordinaire du fluide vital ou nerveux sur ce système, d'où il résulte que les phénomènes du
magnétisme animal étant dans tous les indivi-

dus, en raison de ces deux causes, ils doivent varier à l'infini dans leur intensité. Ainsi, selon l'intensité de ces causes, l'individu magnétisé éprouvera soit des effets presque nuls, soit des effets très-apparens, comme des convulsions, ou le sommeil, et même le somnambulisme magnétique, et en général tous les états désignés sous le nom de *crise*.

5° On doit donc diviser l'action du magnétisme animal en deux parties très-distinctes : l'une, qui nous fait connaître par quelles causes un individu peut éprouver plus ou moins facilement les effets du magnétisme ; l'autre, qui nous fait connaître par quelles causes un individu peut faire éprouver ses effets à la personne soumise à son influence. Si donc nous venons d'expliquer la première, il nous reste à expliquer la seconde.

6° De même que l'action de la volonté de l'animal ou de l'homme peut porter le fluide nerveux qu'il recèle dans son sein, sur celui de ses membres qu'il lui plaît de choisir, et à l'aide de cette influence extraordinaire sur ce membre, lui donner une grande intensité de force, d'où il résulte tous les effets des mouvemens extérieurs de l'animal, c'est-à-dire, du pouvoir avec lequel, selon sa vo-

lonté, il force ses muscles à saisir, soulever
et repousser les corps environnans ; de même
le magnétiseur peut, par suite de cette même
volonté, forcer le fluide à sortir de son corps
et à pénétrer les corps environnans qui se
trouvent moins chargés que lui de ce fluide ;
par conséquent, plus un individu est fort,
et en même temps plus sa volonté est forte,
et plus il a de moyens pour exercer une
action sur les corps environnans, soit qu'il
veuille, à l'aide de ses muscles, les forcer à
un mouvement quelconque (c'est ce que l'expérience confirme), soit qu'il veuille faire
passer son fluide dans les corps ; ainsi, toute
la différence dans ces deux cas, consiste en
ce que dans le premier, il ne force pas le
fluide à sortir de son corps, mais seulement
à se pórter en plus grande abondance sur
l'une de ses parties intérieures, tandis que
dans le second, il force le fluide à sortir de
son corps et à pénétrer les corps environnans, action que dans ce cas on appelle
magnétiser, parce que, jusqu'à ce jour, on a
donné à ce fluide le nom de *magnétique.* Il n'y
a, dans le fait, rien de plus merveilleux dans
le second cas que dans le premier ; tous les
deux sont, en effet, inconcevables ; mais

l'existence évidemment prouvée du premier, doit faire admettre facilement l'existence du second ; il est même évident que dans le premier cas, le fluide doit sortir plus abondamment du membre mis en exercice, que de toutes les parties du corps dans leur état ordinaire, puisqu'il est prouvé qu'au bout d'un certain temps, l'individu fatigué par la déperdition de ce fluide, ne peut plus, malgré sa volonté, trouver dans son sein le fluide nécessaire pour conserver au membre la force indispensable à l'action que sa volonté désire, et qu'alors il éprouve une lassitude que certainement il n'eût pas éprouvée s'il n'eût pas voulu exécuter ce mouvement.

Un individu peut donc, à son gré, charger de fluide nerveux tel corps qu'il jugera à propos, soit animé, soit même inanimé ; mais de même que pour agir fortement, pour pousser ou soulever les corps environnans il faut vouloir fortement ; de même, plus la volonté du magnétiseur sera forte, et plus son pouvoir magnétique deviendra grand, sans qu'il ait besoin, dans cette circonstance, de soumettre sa raison à un autre degré de crédulité à ce pouvoir, que celui nécessaire pour ne pas affaiblir l'action de sa volonté. De même donc encore qu'un homme faible mis en colère, ou stimulé par une forte passion, fait souvent ce qu'un homme fort, agissant avec un faible désir, ne ferait pas; de même un homme faible, avec une volonté forte, pourra magnétiser avec plus d'énergie et d'efficacité qu'un homme fort avec une volonté faible, ou distraite par des doutes, des réflexions, ou toute autre émotion de l'ame, qui en atténuerait l'intensité.

7° Dans ce paragraphe, l'auteur assimile le fluide qu'il appelle *organique*, aux fluides électriques, galvaniques, caloriques et lumineux.

8° Suivant ensuite l'analogie qu'il trouve entre ces divers fluides, il compare un individu malade qui se charge de fluides organiques, à un homme isolé sur un plateau de verre qui tendrait à se charger de fluide électrique. Puis il ajoute :

Dans le cas d'une réaction du fluide organique, s'il s'accumule en trop grande quantité sur l'organe affecté, alors il peut produire des douleurs vives et même des convulsions ; mais s'il réagit facilement sur tous les nerfs, et particulièrement sur le cerveau, alors il y porte un engorgement, d'où résulte d'abord une envie de dormir, puis un sommeil d'au-

tant plus fort ou plus profond , que l'accumulation du fluide sur le cerveau est plus
grande , et enfin un sommeil tel qu'il produit
le somnambulisme magnétique, lequel res-
semble parfaitement au somnambulisme naturel, etc.

9° Après avoir dit que le somnambulisme magnétique
ne peut pas plus être mis en doute que le somnambulisme naturel , et que celui si évident des personnes plon-
gées dans l'ivresse ; que ces états ont les analogies les
plus complètes , puisqu'ils sont également produits par
une accumulation du fluide organique sur le cerveau ,
lequel, dans les premiers comme dans le second cas, ne
conserve après être revenu dans son état naturel, aucun
souvenir de ses mouvemens somnambuliques , pas même
la légère trace d'un rêve, l'auteur continue ainsi :

Je serais porté à croire que dans cet état
de somnambulisme, quellequ'en soit la cause,
la partie de la pulpe cérébrale où se trouve
l'entendement est plus dilatée que dans l'état
de veille ou d'un sommeil ordinaire ; que cette
dilatation peut être plus ou moins forte selon
les sujets , et selon la force de la cause qui
produit cet effet ; et qu'en admettant cette
proposition, on peut expliquer : 1° pourquoi
la mémoire des circonstances qui ont affecté
l'entendement pendant l'état de somnambu-

lisme ne peut avoir lieu au réveil, en ce que cette pulpe reprend alors trop de consistance pour permettre le rappel des traces de ces circonstances aussitôt que par le réveil elle est revenue au degré de dilatation qui lui est ordinaire ; 2° pourquoi la mémoire des somnambules est si nulle à leur réveil, et cependant si nette et si précise pendant leur sommeil ; car si on suppose que l'individu ne revient à son état antérieur somnambulique que par suite de la dilatation de sa pulpe cérébrale au degré où elle se trouvait à l'instant de cet état antérieur, il est aisé de concevoir que cette disposition de la pulpe doit alors permettre à l'entendement le rappel de la trace des idées qui l'ont affectée, lorsque précédemment cette pulpe était dans un état semblable ; 3° pourquoi les personnes qui ont déjà éprouvé l'état de somnambulisme y retombent si facilement, et particulièrement celles soumises à l'action du magnétisme animal ; car dans ces cas, cette partie de la pulpe cérébrale doit acquérir une grande disposition à se dilater par suite de la fréquence de la même situation ; par la même raison les personnes les plus susceptibles de l'influence du magnétisme animal, doivent être celles dont cette partie de la pulpe cérébrale a naturellement moins de consistance ou plus de mobilité, et dès-lors plus de facilité à se dilater, et c'est encore sous ce rapport que les femmes doivent être plus facilement somnambules magnétiques que les hommes, ainsi que l'expérience le confirme (1). C'est également par suite d'une semblable faculté de dilatation de la pulpe cérébrale que les hommes qui travaillent fortement de la tête affaiblissent cet organe ; que ceux qui se trouvent avoir naturellement cet

---

(1) Mon expérience, la plus longue en magnétisme que l'on ait eu jusqu'à présent, m'a prouvé précisément le contraire. L'opinion que les femmes sont plus susceptibles du somnambulisme magnétique que les hommes, ne vient 1° que de l'erreur accréditée jusqu'ici, que les effets magnétiques ne sont dus qu'à l'imagination, et que l'on suppose celle des femmes plus aisé à ébranler ; 2° de ce qu'en général les magnétiseurs de société ont plus magnétisé et dû trouver plus agréable de beaucoup plus magnétiser des unes que des autres. Quant à moi, qui n'ai fait à cet égard aucune espèce de choix, je puis dire avoir rencontré tout autant, si ce n'est même plus d'hommes, que de femmes susceptibles d'entrer dans l'état magnétique, et c'est ce que pourront vérifier tous ceux qui voudront bien prendre la peine de compulser dans mes écrits le nombre des malades que j'ai magnétisés depuis trente ans.

organe faible, doivent être plus facilement portés à l'état de somnambulisme, soit par l'influence du magnétisme animal, soit par suite de l'action des liqueurs spiritueuses, et c'est ce que l'expérience paraîtrait confirmer ;

4° Pourquoi M. de Puységur regarde avec tant de raison la folie comme un état somnambulique ;

5° Pourquoi le génie et l'exaltation sont si près de la folie ;

6° Pourquoi on ne trouve pas très-aisément des somnambules à un certain degré, en ce qu'il est présumable que cette facilité de dilatation de la pulpe cérébrale dans un individu doit être rarement portée au degré nécessaire pour produire les effets de somnambulisme qui paraissent si étonnans.

Je serais également porté à croire que c'est en raison de la plus grande dilatation de cette partie de la pulpe cérébrale que les perceptions sont souvent si fines, et l'intelligence si grande dans quelques somnambules qui, sous ces rapports, présentent des différences si grandes entre l'état de veille et celui de somnambulisme, qu'on a peine même à le croire en le voyant.

7° Dans le cas d'un sommeil profond ,
résultat de l'une des causes que nous venons
d'énoncer, l'individu ayant les organes de ses
sens absolument annulés, devient alors dans
cet état susceptible de recevoir les impressions que les ganglions qui composent le
système du grand sympathique reçoivent des
objets extérieurs ou intérieurs , et qu'ils communiquent au cerveau par l'organe des sens
intérieurs, et ces impressions sont d'ailleurs
d'autant plus fortes, que le système nerveux
est de sa part lui-même plus irritable ;
de là la cause du somnambulisme , état dans
lequel les individus ne voient, n'entendent
plus par suite des impressions communi-
quées aux parties extérieures des sens , mais
seulement par suite des impressions que les
nerfs du grand sympathique communiquent
aux parties intérieures de ses sens ; or, comme
le grand sympathique reçoit des impressions
de tous les mouvemens intérieurs du corps ,
il n'est donc pas étonnant que dans l'état de
somnambulisme un individu puisse manifester la connaissance de son intérieur,
comme il manifeste celle des objets extérieurs, puisque ces connaissances lui parviennent par les mêmes voies.

Ainsi, dans le cas de sommeil profond, les impressions que reçoivent les ganglions se portent au cerveau avec une intensité proportionnelle à la force dont le système nerveux de ces ganglions est susceptible, et le plexus ou gros ganglion placé au creux de l'estomac, n'a, à cet égard, des avantages sur les autres pour percevoir les impressions extérieures, que parce qu'étant plus découvert, et sur-tout plus considérable, les impressions qu'il reçoit doivent dès-lors être plus fortes. D'ailleurs, sa supériorité sur les autres ganglions est telle, qu'il est le seul qui dans l'état de veille soit susceptible d'affections, ainsi que le prouvent toutes les fortes émotions dont il est évidemment la cause ; ce qui me porterait à croire que les individus chez lesquels ce gros ganglion est facilement ému, ou pour mieux dire, plus facilement affecté ou embarrassé dans ses mouvemens, sont ceux les plus susceptibles de l'influence du magnétisme, et c'est ce que l'expérience doit confirmer.

8° Etant donc reconnu d'après cette théorie fondée sur les faits, qu'un somnambule magnétique peut avoir la connaissance du jeu de ses organes intérieurs, il n'est pas étonnant qu'il puisse indiquer les causes de ses maladies organiques, et même de toutes celles qui l'affectent, autant que ces causes sont perceptibles par les sens, et également qu'il puisse avoir le même pouvoir à l'égard des individus mis en communication avec lui, sur-tout par l'intermédiaire de son gros ganglion ; mais cette connaissance et les remèdes qu'il lui indiquera seront toujours renfermés dans le cercle de ses moyens, soit pour s'exprimer, soit pour donner des indications ; car tout le pouvoir acquis par le somnambulisme se borne à avoir des sens intérieurs plus fins que dans l'état de veille, mais non à deviner ce qu'on n'a jamais connu, et ce qui peut tromper à cet égard, c'est que lorsqu'un individu est mis en communication avec un somnambule, ses idées deviennent tellement communes au somnambule, qu'alors ce dernier se revet souvent des connaissances de cet individu, etc.

9° Ainsi, lorsque par suite d'un sommeil profond et d'une irritabilité très-grande du système du grand sympathique, un individu reçoit au cerveau les impressions qui parviennent aux ganglions de ce système, alors, selon qu'il a les nerfs optiques, auditifs, olfactifs plus ou moins irritables, il voit, entend et sent les objets extérieurs ou intérieurs, et c'est ce qui constitue l'état de somnambulisme, état dans lequel on peut dire que tous les ganglions de ce système, et par conséquent le plus gros de tous, placé, ainsi qu'on l'a dit, au creux de l'estomac, deviennent les organes de tous les sens à-la-fois, et forment, pour ainsi dire, par cette étonnante faculté, un sixième sens, dont l'étendue des perceptions, soit à l'extérieur, soit à l'intérieur, est encore bien loin d'être connue, etc.

10. Dans ce dixième paragraphe, l'auteur, après avoir observé que le fluide organique reçoit de tous les corps une modification relative à la nature de ces corps, déduit de l'existence des diverses atmosphères de fluide organique entourant ces corps, les causes des sympathies et des antipathies. Il croit, de plus, que c'est en remontant à ce principe de la variété infinie des modifications que le fluide organique reçoit des corps qu'il pénètre, que l'on pourra peut-être parvenir un jour à expliquer le grand phénomène de la propagation et de la conservation des espèces, etc.

11. Ce onzième paragraphe est consacré à déduire du principe des atmosphères du fluide organique de tous les corps, l'influence nécessairement existante des astres sur tous les corps organisés, qui tous, et l'homme comme tous les autres, étant d'une excessive petitesse relative-

ment à ces masses, doivent être considérés comme des animacules plongés dans ces atmosphères, etc.

12. Depuis les belles expériences faites sur le fluide galvanique, qui ne paraît être que l'électrique, et les étonnans résultats qu'elles ont donnés, on doit voir d'un œil moins prévenu celles que présentent le magnétisme animal ou le fluide organique ; car connaissons-nous quelque chose de plus merveilleux que la pile de Volta ? n'est-ce pas un commencement d'organisation dans une matière inorganique ? que de conséquences ne peut-on pas retirer de l'une et de l'autre découverte, pour expliquer une foule de phénomènes restés inconnus jusqu'à ce jour ? On ne peut donc trop engager les savans à revenir de leurs préventions contre le magnétisme animal, et à faire servir au progrès des sciences les analogies qui se trouvent entre le fluide organique qui lui sert de base, et le fluide galvanique ou électrique, en renonçant à un pyrronisme déplacé à l'égard de la belle découverte de M. Mesmer, pyrronisme qui, par suite d'une prévention aveugle dictée dans l'origine par l'esprit de parti, tend à rejeter du sein des sciences physiques, physiologi-

ques et pathologiques la partie qui un jour
en sera le flambeau.

Tels sont, Monsieur, les aperçus, etc.

L'opinion de M. de Barbançois, dans le
paragraphe 6 de sa lettre, sur la cause des
mouvemens extérieurs de l'homme, qu'il
regarde comme étant aussi celle des effets
magnétiques qu'il peut produire sur ses semblables, par l'acte de sa volonté, acquiert
beaucoup de force par sa conformité avec
celle émise par M. Deleuze sur le même sujet,
dans son *Histoire critique du magnétisme animal*, qu'il vient de publier. Il est à désirer,
qu'à leur exemple, d'autres observateurs
éclairés, sans être arrêtés par la défaveur
passagère que l'opinion répand aujourd'hui
sur ceux qui s'occupent de cette intéressante
matière, nous fassent part comme eux du
fruit de leurs réflexions : c'est se montrer
digne de l'estime de ses contemporains, que
de ne pas craindre de leur déplaire en cher-
chant à les éclairer.

FIN DU TRAITEMENT DU JEUNE HÉBERT.

JE n'avais pas entendu parler d'Alexandre Hébert depuis mon départ de Buzancy ; néanmoins, conformément au désir de son père, j'avais cherché et découvert à Paris une maison de santé, où le médecin qui la dirigeait consentait à le recevoir. Lorsque je revins à Buzancy, dans le mois de mars, pour y soigner la femme Maréchal dans ses attaques (toujours prévues par elle) de nerfs et d'étouffemens, causées par le vaisseau distendu dans sa poitrine, j'allai faire part à M. Hébert le père de cette nouvelle ; mais il me dit que, depuis les premiers jours de février, Alexandre n'avait pas eu le moindre ressentiment de son mal, et que, dans l'espoir où il était qu'il continuerait à se bien porter, il ne songeait plus à s'en séparer.

Aujourd'hui, 24 juin 1813, que j'écris ceci, j'arrive de Soissons, où j'ai vu le petit Hébert en parfaite santé. Ses nerfs sont rétablis, sa tête est fortifiée autant qu'elle peut l'être, c'est-à-dire qu'il n'a pas eu, depuis près de cinq mois, aucun retour de ses anciens accidens; mais que néanmoins, quoiqu'il puisse lire, écrire et s'appliquer momentanément, rien de nouveau, ainsi qu'il l'avait pressenti, ne peut se fixer dans sa mémoire : heureusement que ce qu'il a retenu de ses précédentes instructions, joint à la sagesse de sa conduite, donnent à ses parens l'espoir de le voir incessamment admis à faire sa première communion. Etonnés du rétablissement si complet de la santé de leur enfant, dont ils avaient, m'ont-ils dit, été au moment de faire le pénible sacrifice, M. et M⁰⁰ Hébert ont de nouveau payé mes soins pour lui, par les témoignages réitérés de leur vive reconnaissance.

Lettre du petit Alexandre, que vient de m'apporter son père (1).

Soissons, 5 juillet 1813.

Monsieur,

« D'après les amitiés que vous avez eu la bonté de me témoigner, et les soins assidus

____

(1) J'ai dit qu'Alexandre avait de l'intelligence naturelle et la présence d'esprit du moment; il a donc pu écrire cette lettre, mais seulement lorsque son père lui en

que vous avez bien voulu me prodiguer,
je croirais manquer à mon devoir et à la
reconnaissance que je vous dois, si je ne
vous faisais pas part que j'espère avoir le
bonheur de faire ma première communion
mardi prochain. Oserai-je espérer, Monsieur,
le secours de vos prières en une circonstance
si importante pour moi. Veuillez, etc. etc.

OBSERVATION.

La maladie d'Alexandre s'étant terminée
vers les premiers jours de février 1818, ainsi
que ses parens me l'ont dit, elle a donc été
six mois à se guérir, comme l'enfant me
l'avait annoncé en somnambulisme, à la fin
de juillet 1812.

---

a eu donné le conseil, car autrement il n'eût même pas
pensé à moi. Cet enfant, qui n'aura jamais de mémoire,
ne sera donc jamais capable, en grandissant, de rien
entreprendre de lui-même, mais il pourra devenir un fort
bon compagnon menuisier, comme je l'ai dit à son père,
parce qu'avec la réminiscence chaque jour de ce qu'il aura
fait la veille, il pourra non avoir la conscience, mais se
faire une habitude de ses actes et de ses travaux journa-
liers.

Lorsqu'au commencement du mois de septembre dernier je publiai les deux premiers mois du traitement magnétique de cet enfant, plusieurs personnes qui me portaient intérêt, en furent fâchées. — Vous risquez beaucoup, me dirent-elles, de compromettre et vous et la vérité que vous voulez propager; car enfin si ce petit bonhomme vous *attrapait*, ou que quelques circonstances vous empêchassent de lui continuer vos soins, on ne manquerait pas d'en rire et de se moquer du magnétisme et de vous.....—C'est précisément, leur répondis-je, parce que j'ai prévu toutes les objections que l'on pourrait faire contre la réalité de la maladie de cet enfant, que j'ai voulu braver tous les dangers dont vous êtes effrayé pour moi. Quand à compromettre le magnétisme, c'est impossible; car son existence ne dépend certainement ni du résultat plus ou moins heureux de mon entreprise, ni du jugement que le public prévenu en pourra porter. Si donc il arrivait que cet enfant me trompât, ce dont je finirais sûrement par m'apercevoir, ou que mes soins n'obtinssent pas la réussite que j'en attends, alors je le dirais avec la même franchise que j'ai dit tout ce que jusqu'ici j'ai été dans le cas d'observer ; et comme cela n'aurait pu arriver sans que quelqu'évènement nouveau et tout-à-fait improbable pour moi en eût été la cause, ce n'eût été qu'une occasion de plus d'éclairer mes contemporains sur tout ce qui peut êtr. relatif à la pratique et à l'application du magnétisme animal, seul but auquel tendent tous mes travaux et tous mes écrits.

Aujourd'hui que ma tâche est terminée à ma grande satisfaction, je puis me féliciter de l'avoir entreprise ; puiss e-t-elle encourager d'autres magnétiseurs à en entreprendre de semblables ; je puis les assurer qu'ils obtiendront toujours les mêmes succès que moi, lorsqu'après avoir fait un somnambule magnétique, ils obéiront passivement à toutes les indications de son sens intérieur développé.

CONCLUSION.

Lɛ magnétisme animal est une vérité de fait, à laquelle tous les hommes se rallieront un jour ; l'idéologie seule aujourd'hui la méconnaît et la repousse, comme elle a, dans dans tous les temps, méconnu et repoussé toutes les vérités qui sont venues renverser ses systèmes et confondre ses raisonnemens.

L'idéologie, que l'on peut définir l'ensemble des opinions diverses, résultantes des combinaisons infinies de nos idées, lesquelles ne sont elles-mêmes que des résultats du témoignage de nos sens, ne doit en effet jamais pouvoir se rallier à ce qui est et existe, indépendamment de ces témoignages. *C'est parce que nous sommes des êtres mixtes,* a dit Bonnet (1), *ou des êtres appelés à connaître, par l'intervention d'une substance matérielle, que toutes nos idées, même les plus abstraites*

____

(1) *Dissertation sur les bornes de mes connaissances,* tome XVIII.

ou les plus spiritualisées, sont encore plus ou moins matière, etc.... D'après cette belle et juste définition de nos idées, tous les hommes sont donc plus ou moins idéologues, autrement dits ennemis nés, par leur organisation matérielle et sensitive, de toutes les vérités de fait qui, je le répète, ne sont telles, que parce qu'elles sont et existent par elles-mêmes, indépendamment de tous les matériels aperçus résultant du témoignage de nos sens.

Plus les hommes sont esclaves de leurs sens, moins leur intelligence s'élève au-dessus de leurs aperçus, et plus on peut donc dire qu'ils sont idéologues. Les superstitions de toutes les espèces, le fanatisme, les croyances aux sorciers, aux fantômes, aux magiciens, toutes les chimères dont l'imagination peut être frappée, sont les manifestations de l'idéologie des peuples et de toutes les sociétés à l'aurore de leur civilisation; tout comme les divers systèmes de spiritualisme et de matérialisme, au moyen desquels on s'imagine pouvoir expliquer les mystères et les phénomènes de la nature, ont toujours été et sont encore aujourd'hui des résultats de l'idéologie des hommes érudits sans doute, mais que les lumières de la physique n'avaient ou n'ont point encore éclairés.

Cé n'est donc, je ne puis trop le répéter, qu'à l'aide de la physique seule, de cette science dont les faits et les phénomènes de la nature composent tous le rudiment, que les hommes, à l'exemple de Newton, peuvent se retirer, si j'ose ainsi m'exprimer, de l'état d'animalité où d'idéologie dans lequel, par suite de l'effet de leur matérielle organisation, ils sont provoqués sans cesse à demeurer. Eh! que doit importer à des élèves de ce grand physicien, que les phénomènes du magnétisme de l'homme détruisent ou non d'idéales théories ou d'ingénieux systèmes de spiritualisme admis dans les écoles des sciences humaines! Un fait, quelques soient les conséquences qui puissent s'en déduire, en doit-il donc moins être une vérité pour l'observateur philosophe qui l'a une fois reconnu et constaté?

Eh! quoi, parce que dans le seizième siècle l'idéologie superstitieuse d'alors eût considéré le magnétisme de l'homme comme une opération magique, et fait bruler tous les magnétiseurs comme sorciers;

Parceque, dans le dix-septième, l'idéologie métaphysique qui dominait dans les écoles de ce temps, l'eût qualifié d'œuvre du démon, ou condamné comme tendant à renverser cet absurde fatalisme des déterminations de la volonté des hommes que d'idéologues matérialistes déduisaient fort logiquement de l'ingénieux système de l'harmonie préétablie de Leibnitz ;

Parce que, dans le dix-huitième, une philosophie sceptique que la réaction de la raison blessée des obscurités scolastiques des siècles antérieurs avait fait naître, l'eût traité de chimère, parce qu'elle n'aurait pu l'amalgamer à ses systèmes, il faudrait que, dans le dix-neuvième siècle, le magnétisme de l'homme ne fût qu'une illusion de l'imagination des magnétiseurs et des magnétisés, parce que quelques idéologues mathématiciens ne pourraient se le démontrer ? Non, ce blasphême, j'ose l'assurer, contre une vérité de fait aussi éclatante, ne se prononcera pas, et je me félicite de la liberté que mon indépendance de toute association politique littéraire ou scientifique laisse à mon esprit de pouvoir en être l'interprète et le défenseur.

Je me résume donc en prononçant affirmativement :

1° Qu'il existe dans l'homme comme dans le fer, et comme probablement dans tous les corps de la nature, une force attractive ou vertu magnétique inhérente à sa nature;

2° Que cette force ou vertu, soit magnétique, électrique, calorique, organique, n'importe le nom qu'on lui donne, est, dans l'homme, soumise à l'empire et à la direction de sa volonté;

3° Que cette force ou vertu, dite magnétique, dirigée par la volonté d'un homme sur un autre homme, peut produire sur ce dernier un effet sensible et apparent, indépendant de l'ébranlement de son imagination;

4° Qu'un des effets les plus ordinaires de cette force ou vertu, lorsqu'elle est dirigée sur un malade par un magnétiseur ayant l'intention charitable ou compatissante de le guérir ou de le soulager, est un état de sommeil somnambulique, dans lequel ce malade, à l'aide (probablement) d'un sens intérieur qui se développe alors en lui, peut connaître et juger sciemment de la nature de sa maladie, et des moyens secondaires à employer pour la guérir;

5° Qu'il n'est pas un géomètre qui puisse dire que ces faits-là ne soient pas vrais. Non pas qu'ils doivent être cru parce que je les affirme, mais parce que, conséquemment à la science qu'ils cultivent et dont je connais le principe fondamental aussi bien qu'eux, ils ne peuvent nier l'existence d'un fait, tel inconcevable qu'il leur paraisse, tant qu'ils ne s'en sont préalablement démontré l'impossibilité.

FIN.

TABLE DES MATIÈRES

CONTENUES DANS CE VOLUME.

Introduction.   Page 1

Ier numéro. (*Juillet et août.*)

Traitement magnétique d'Hébert, jeune garçon sujet à
  des accès de rage et de frénésie.   1
Exemple d'un état de somnambulisme extraordinaire. 5o

IIe numéro. (*Septembre.*)

Avant-propos.   j
Continuation du traitement d'Hébert.   1
Exemple d'un somnambulisme désordonné, ayant les ca-
  ractères de la folie.   77

IIIe numéro. (*Octobre, novembre et décembre.*)

Idées que l'on peut se faire de l'aimant animal et du ma-
  gnétisme de l'homme.   1
Continuation du traitement d'Hébert.   15
Apparente similitude entre l'aimant animal et l'aimant
  minéral.   27
Continuation du traitement d'Hébert.   41
De l'inutilité de l'attouchement pour opérer l'acte magné-
  tique.   5o
La médecine magnétique ne peut devenir méthodique
  qu'entre les mains des médecins.   52
Exemple d'une malade somnambule morte pour n'avoir
  pas observé exactement ses ordonnances somnambuli-
  ques.   55
Cure magnétique faite en présence de beaucoup de méde-
  cins.   75
Sommeil magnétique indéfiniment prolongé.   9o
La cessation du somnambulisme est la preuve de la gué-
  rison du malade.   94
Explication de l'acte du magnétisme et du somnambu-
  lisme, par M. de Barbançois.   99
Fin du traitement d'Hébert.   117
Conclusion.   122

FIN DE LA TABLE.

www.ingramcontent.com/pod-product-compliance
Ingram Content Group UK Ltd.
Pitfield, Milton Keynes, MK11 3LW, UK
UKHW020737120726
13693UKWH00001B/371